中药抗氧化作用研究及产品开发

ZHONGYAO KANGYANGHUA ZUOYONG YANJIU JI CHANPIN KAIFA

夏广清◎著

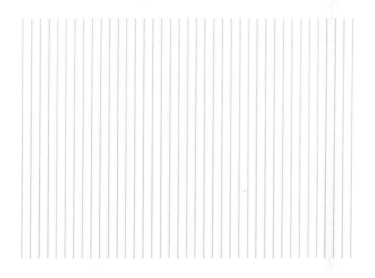

中国纺织出版社有限公司

图书在版编目（CIP）数据

中药抗氧化作用研究及产品开发/夏广清著 . --北
京：中国纺织出版社有限公司，2023.7
ISBN 978-7-5229-0587-7

Ⅰ.①中… Ⅱ.①夏… Ⅲ.①延缓衰老药–中药化学
成分–产品开发 Ⅳ.①R284②TQ461

中国国家版本馆 CIP 数据核字（2023）第 095061 号

责任编辑：闫 婷 责任校对：高 涵 责任印制：王艳丽

中国纺织出版社有限公司出版发行
地址：北京市朝阳区百子湾东里 A407 号楼 邮政编码：100124
销售电话：010—67004422 传真：010—87155801
http://www.c-textilep.com
中国纺织出版社天猫旗舰店
官方微博 http://weibo.com/2119887771
三河市宏盛印务有限公司印刷 各地新华书店经销
2023 年 7 月第 1 版第 1 次印刷
开本：710×1000 1/16 印张：11
字数：160 千字 定价：98.00 元

凡购本书，如有缺页、倒页、脱页，由本社图书营销中心调换

前　　言

目前，随着人口老龄化，人体衰老与衰老引起的疾病日益增加，使衰老和抗衰老研究成为 21 世纪医学研究中的一项内容复杂、涉及面广、具有深远影响的热点课题。中医药学在养生健体、延缓衰老方面历史悠久。探明衰老本质，寻找有效的抗衰老药物已成为当年老年医学领域中的研究热点。

衰老是生命体在增龄过程中发生的退行性变化，与多种疾病有密切关系。临床上常用的抗衰老药物主要为化学药物，长期服用会存在明显的副作用，因此对抗衰老药物的研发是国内外学术界及产业界持续关注的热点。

许多中药延缓衰老与其活性成分密切相关，阐明中药药效物质基础一直是中医药研究者关注的热点问题。一方面，中药药效物质基础研究是推动中医药现代化的关键问题之一。另一方面，以寻找单一成分表述整体功效的指导思想和诸多研究方法又直接与传统中医药理论核心相关联。因此，如何恰当地运用现代科学理论和技术成果，采用符合中医药学自身理论特色的可行性研究思路和方法，阐明中药特定药效对应的物质基础及其作用机制是亟待解决的问题。

就已有资料看，中药既可以抑制自由基的产生，也可以直接对抗自由基对组织及细胞的损伤作用，或者直接清除自由基，还可增强机体本身的抗氧化系统功能，从多环节阻断自由基的损伤作用，然而中药抗氧化的机制还未完全清楚。

细胞衰老的过程是通过信号转导实现的，目前，有多条与衰老相关的信号通路得到了认可，其中，比较公认的是 $p53$-$p21$ 通路、$p16$-Rb 通路以及 INS/IGF-1（胰岛素、胰岛素生长因子）信号通路，$p21$ 和 $p16$ 属于细胞周期蛋白激酶抑制蛋白（CDI），在复制衰老的成纤维细胞中高表达，$p21$ 转录水平上由 $p53$ 活化，主要介导端粒依赖和各种应急条件如 DNA 损伤等引起的衰老。$p16$-Rb 通路介导多种形式的非基因毒性应激如染色质混乱诱发的老化。

我国的中药资源丰富，人们对它们的药效和安全性已经有了比较明确的认识，由于人工合成的抗氧化剂存在诸多缺陷，人们逐渐开始关注中药中的天然抗氧化剂。许多研究证明，诸多中药具有抗氧化能力，中药功效的发挥与其抗氧化作用密切相关。随着分离提取技术的发展，中药中抗氧化活性成分逐步被分离并确认了化学结构，在抗氧化活性药物的开发上发挥重要作用。本书以穿龙薯蓣、红景天、黄芪、灵芝、枸杞及鹿角等为材料，对其抗氧化作用进行了系统研究，并开发系列产品，为进一步挖掘中药有效抗氧化成分及合理应用中药提供理论依据。

本著作部分成果来源于吉林省科技厅项目"以红景天为主成分抗缺氧产品研制与开发"（201503061YY）、"鹿角多肽制备及抗氧化产品研制与开发"（20190304089YY）、"鱼鳔胶原蛋白提取及抗氧化实验研究"（YDZJ202201ZYTS626）；吉林省发展和改革委员会项目"生物活性肽产品开发及应用研究"（2021C041-5）。本著作由吉林省科技厅重点实验室——吉林省长白山生物种质资源评价及应用研究重点实验室资助。

夏广清
2023 年 3 月

目　　录

第一章　黄芪多糖抗氧化作用研究 ················· 1

1.1 黄芪资源及分布 ················· 1

1.2 黄芪化学成分 ················· 1

1.3 黄芪的药理作用 ················· 1

1.4 黄芪多糖对斑马鱼生长发育、衰老的影响 ············· 2

第二章　灵芝多糖抗氧化作用研究 ················· 8

2.1 灵芝的主要化学成分 ················· 8

2.2 灵芝多糖抗氧化活性研究 ················· 9

第三章　穿龙薯蓣皂苷等有效成分提取及抗氧化作用研究 ········ 15

3.1 穿龙薯蓣皂苷提取及其对小鼠脾脏细胞活性的影响 ······ 15

3.2 穿龙薯蓣有效成分提取及抗氧化实验研究 ········· 21

3.3 穿龙薯蓣纤溶酶的筛选、分离与纯化 ········· 28

第四章　红景天抗氧化产品研制与开发 ··············· 36

4.1 红景天咀嚼片制备工艺研究 ················· 37

4.2 红景天咀嚼片质量标准研究 ················· 41

4.3 红景天咀嚼片中含量测定方法的方法学考察 ········· 44

4.4 红景天咀嚼片中标志性成分的含量测定 ········· 48

4.5 红景天咀嚼片的药效研究 ················· 51

4.6　其他红景天抗氧化产品的研制 ……………………………… 58

4.7　红景天咀嚼片的制备 …………………………………………… 77

第五章　梅花鹿角多肽制备及产品制备工艺研究 ………………… 90

5.1　梅花鹿角成分提取及抗氧化实验研究 ……………………… 93

5.2　响应面法优化梅花鹿鹿角微胶囊制备工艺的研究 ………… 97

5.3　梅花鹿角体内抗氧化及抗骨质疏松初步研究 ……………… 108

5.4　鹿角蛋白提取及鹿角多肽制备和活性研究 ………………… 112

5.5　梅花鹿角多肽的制备工艺优化及其抗氧化活性研究 ……… 118

5.6　鹿角多肽咀嚼片制备工艺研究 ……………………………… 130

5.7　鹿角多肽爽肤水制备及应用研究 …………………………… 137

第六章　鱼鳔胶原蛋白制备及抗氧化活性研究 …………………… 142

6.1　材料与方法 …………………………………………………… 143

6.2　结果与分析 …………………………………………………… 145

6.3　结论 …………………………………………………………… 149

参考文献 ……………………………………………………………… 150

第一章　黄芪多糖抗氧化作用研究

在中医配伍中，中草药不仅配方数量大，而且配方复杂，因此对其作用机制的研究，不仅可以为中草药合理配伍提供理论依据，而且对中草药在中医未病先治方面提供理论依据。

黄芪作为传统抗衰老中药材，最早见于《神农本草》，最早的处方出现在西汉以前的《五十二病方》中，以其为主成分治疗肾坏疽、阴部痛。此外，在气虚病如肺虚病、脾虚病以及慢性溃疡和慢性肾病患者水肿治疗中均有重要的治疗作用。

1.1　黄芪资源及分布

我国黄芪分为膜荚黄芪和蒙古黄芪两类，蒙古黄芪的原产地为内蒙古自治区、山西和甘肃，膜属植物主要在东北三省生产，随着市场对黄芪需求不断增加，现在也有在南方种植的趋势。

1.2　黄芪化学成分

研究发现黄芪化学主要包括黄芪皂苷、类黄酮、氨基酸以及含氮化合物等，其中，皂苷为其主要活性碱。目前，从黄芪中分离出 29 种单体皂苷、40 余种黄酮类化合物和 6 种含氮化合物。其中，黄芪甲苷 IV 是黄芪的主要活性成分，也是黄芪的定性定量指标。

1.3　黄芪的药理作用

黄芪具有广泛的生物活性，在临床上用于治疗各种疾病。许多药理研究结果表明，黄芪具有增强免疫系统的非特异性功能，在抗肿瘤、抑制心肌细胞凋亡、抗病毒、肝肾保护及神经、内分泌、代谢等方面也有一定的药理作用。

1.4 黄芪多糖对斑马鱼生长发育、衰老的影响

黄芪是最常用的"扶正固本，补中益气"的中药之一，在抗衰老方面，黄芪具有独特的疗效，如黄芪多糖、甲苷等成分具有免疫调节及抗氧化作用。黄芪多糖被报道对心血管有一定保护作用，同时对由衰老所引起的干细胞损伤也有一定的保护作用。此外，还有显著的抗氧化、清除自由基的作用。黄芪甲苷作为黄芪的主要活性成分，在抗衰老方面可以提高线虫体内 SOD 和 H_2O_2 的活性，并上调 SOD 和 CAT 的 mRNA 表达水平。环黄芪醇能显著激活端粒酶，延缓端粒酶变短，并且在细胞实验中，可以延缓与衰老相关疾病如骨质疏松、心血管疾病、神经退行性疾病等的进程，对衰老有一定的改善作用。

斑马鱼从受精卵开始到之后的 120h 内，细胞增殖、迁移、分化，最终形成各种器官、组织，并且开始行使相应的生理生化功能。斑马鱼作为新型的模式动物的优势正在逐渐被人们所认识，它在遗传学、发育生物学的研究中已被越来越广泛地应用。而且更为重要的是，斑马鱼的神经系统、内脏器官、血液以及视觉系统在基因水平上 87% 与人类同源，早期发育与人类极为相似，已成为研究相关疾病基因的最佳模式生物。在国际上，斑马鱼模式生物的使用正逐渐拓展并深入生命体多种系统（神经系统、心血管系统、免疫系统等）的发育、功能和疾病研究中，并已用于小分子化合物的规模新药筛选。

1.4.1 材料与方法

1.4.1.1 材料

野生型斑马鱼由中国海洋大学海洋生命学院提供，在处理的前一天，将斑马鱼进行雌雄分离，于第二天上午进行交配后收集鱼卵，并在 28℃ 条件下培养，取孵育 8 小时发育正常的斑马鱼幼胚置于 24 微孔板中，每一微孔板 15 只斑马鱼幼胚，设置 3 次重复，每一处理分别设置空白对照组、黄芪多糖低（0.125mg/mL）、中（0.25mg/mL）、高（0.5mg/mL）浓度处理组，每天更换

一次培养液，连续处理 3d，搜集样品，进行染色及基因表达分析。

1.4.1.2　药物及试剂

黄芪多糖纯样品购自陕西昂盛生物医药科技有限公司，Trizol、RT-PCR 试剂盒购自大连宝生物有限公司，β-半乳糖苷酶及吖啶购自 Sigma 公司。将 10mg 黄芪多糖溶于 1mL 孵育鱼卵用的水溶液（egg water）中，制成 10mg/mL 储存液，4℃保存。

1.4.1.3　样品的采集与处理

取孵育 8h 发育正常的斑马鱼进行药物处理，每一处理浓度 10 个样品，3 次重复，连续处理 3d，在光学显微镜下观察鱼的生长发育状态。

1.4.1.4　样品的 SA-β-Gal 染色分析

取连续处理 3d 发育正常的斑马鱼样品，PBS 洗 3~5 次，4% paraformal-dehyde（PFA）固定，4℃保存 1~3d；PBS 洗 3~4 次后，PBS 保存 1~3d；PBS 洗 1 次，加入染色液（25μL/mL），37℃培养 16~24h 观察照相。

1.4.1.5　样品 AO 染色分析

取处理 3d 的样品，放置在含 200μg/mL 的 AO 的溶液中。30℃条件下培养 30min，然后用孵育鱼卵水溶液洗 8 次，每次 5min 后，进行观察照相。

1.4.1.6　样品 RT-PCR 检测分析

取处理 3d 的样品，PBS 洗 1 次，然后彻底去除 PBS，放入液氮中处理 5min，放入 -80℃冰箱中待用。

1.4.1.7　样品 RNA 的提取

从 -80℃冰箱取出待检测样品，TRIZOL 法提取总 RNA，取 2μg 总 RNA 为模板逆转录成 cDNA。取 2μL 逆转录产物以 β-肌动蛋白（β-actin）为内参照进行 PCR 扩增。PCR 产物经 1.5% 琼脂糖凝胶电泳观察结果、照相，用凝胶分析图像系统进行结果分析，分别计算各实验组条带的光密度与相对的 β-actin 条带光密度的比值。本实验所用引物序列见参考文献。

1.4.2 实验结果与分析

1.4.2.1 黄芪多糖对斑马鱼生长发育的影响

给药处理24h后,统计了各处理对斑马鱼存活的影响,结果见图1-1。分析结果表明,黄芪多糖在0.125~0.25mg/mL对斑马鱼的发育影响不大,但当黄芪多糖浓度高于0.5mg/mL时,斑马鱼的生存受到影响,与对照相比显著水平达到0.01。此外,高浓度的黄芪多糖除引起斑马鱼高的致死率外,对斑马鱼的发育也产生了明显的影响,在高黄芪多糖处理浓度下,斑马鱼表现为生长弯曲的畸形生长状态(图1-2),这也许是导致斑马鱼死亡的主要原因。

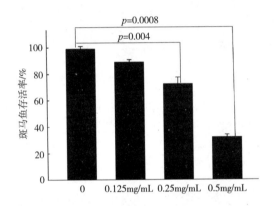

图1-1 黄芪多糖不同浓度对斑马鱼存活的影响

(图中数据为30个斑马鱼胚胎的标准差)

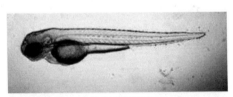

(a)发育正常的斑马鱼

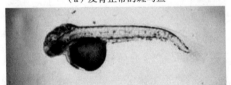

(b)生长畸形的斑马鱼

图1-2 斑马鱼

1.4.2.2　黄芪多糖处理对斑马鱼衰老的影响

（1）用衰老相关β-半乳糖苷酶（SA-β-Gal）及 AO 对黄芪多糖处理斑马鱼进行染色。

以往对黄芪抗衰老作用的实验表明，黄芪提取物能通过增加内生性的抗氧化酶 SOD、GSH-Px 的活性，稳定细胞膜，从而减轻神经细胞损害，延缓细胞衰老。SA-β-Gal 阳性率能较好地反应细胞群体或个体组织的老化速度，是反映衰老程度的重要生物学指标，被广泛应用。不同浓度黄芪多糖处理的斑马鱼的 SA-β-Gal 染色结果（图 1-3）表明，黄芪多糖在低浓度时（0.125 ～ 0.25mg/mL）能有效干预斑马鱼胚胎发育细胞的衰老。然而在胚胎发育的早期的 AO 染色结果表明，各处理浓度对细胞早期的凋亡并没有显著影响（图 1-4）。

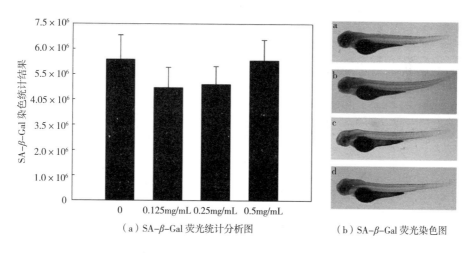

（a）SA-β-Gal 荧光统计分析图　　　　（b）SA-β-Gal 荧光染色图

图 1-3　黄芪多糖处理对斑马鱼 SA-β-Gal 染色的影响

a 为对照，b、c、d 分别代表 0.125mg/mL、0.25mg/mL 和 0.5mg/mL 黄芪多糖浓度处理结果

（2）黄芪多糖处理对斑马鱼衰老相关基因表达的影响。

p53-p21 是一条重要的与衰老相关的信号通路，p21 在转录水平由 p53 活化，主要介导端粒依赖和各种应激条件如 DNA 损伤等引起的衰老。因此本实验中，我们首先检测黄芪多糖对斑马鱼模型动物 p53 信号转导通路的影响，结果表明，黄芪多糖处理可以明显降低 p53、p21 基因的表达，其中黄芪多糖浓度为 0.25mg/mL 时，结果明显好于其他各组。此外，我们还分别检测了与

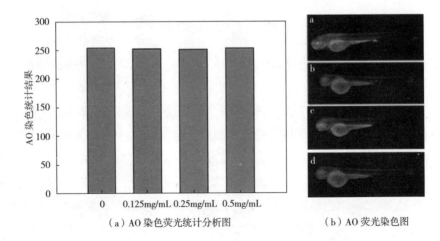

（a）AO 染色荧光统计分析图　　　（b）AO 荧光染色图

图 1-4　黄芪多糖处理对斑马鱼 AO 染色的影响

a 为对照，b、c、d 分别代表 0.125mg/mL、0.25mg/mL 和 0.5mg/mL 黄芪多糖浓度处理结果

细胞凋亡和细胞衰老密切相关的基因 bax 及端粒酶基因 tert 在斑马鱼模型动物中的表达情况，RT-PCR 结果表明，促细胞凋亡基因 bax 基因表达降低，而激活端粒酶 tert 基因的表达明显增强（图 1-5）。

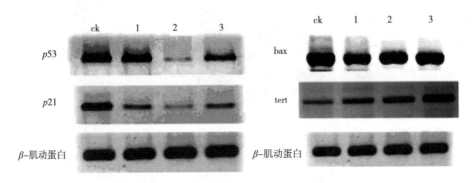

图 1-5　黄芪多糖处理对斑马鱼模型动物 p53、p21、bax 和 tert 基因表达的影响

ck 为对照，1、2、3 分别代表 0.125mg/mL、0.25mg/mL 和 0.5mg/mL 黄芪多糖浓度处理结果

1.4.3　讨论

有关衰老研究表明，体外细胞衰老与体内组织的衰老有直接相关性。抑癌蛋白 p53 可以导致细胞周期停滞或者细胞凋亡。p21 基因是一种细胞周期抑制因子，又是肿瘤抑制因子 p53 的直接靶点。本实验结果表明，黄芪多糖可

以增强细胞活力，降低 β-半乳糖苷酶活性，抑制早期细胞的衰老与凋亡，抑制 $p53$ 的转录功能，降低 $p21$ 的表达，提示黄芪多糖在体内有很好的抗衰老作用。

有研究表明，端粒与细胞寿命的控制密切相关。本实验结果揭示黄芪多糖可通过增加斑马鱼体内端粒酶活性，进而激活端粒酶，有效抑制端粒长度的缩短，阻止端粒的丢失，细胞因此能够正常分裂，进行正常染色体复制。

此外，本实验的 RT-PCR 检测结果表明，如果黄芪多糖浓度过高，达到 0.5mg/mL 时，会促进斑马鱼胚胎与衰老相关基因 $p53$、$p21$ 的表达，促进细胞进入衰老状态，这也许是高浓度黄芪多糖抑制斑马鱼生长发育的原因之一。

第二章 灵芝多糖抗氧化作用研究

灵芝属于担子菌纲、多孔菌科、灵芝属,是一种著名的食药用真菌。在我国中药学中历史悠久,素有"仙草"美称,是一种珍贵的食用菌,因其具有多种生物活性,在临床上被广泛应用。古医书记载"灵芝乃中药之王",被作为免疫调节剂广泛用于胃癌、糖尿病、高血压等各种疾病的预防。

2.1 灵芝的主要化学成分

灵芝富含灵芝多糖、甾醇、腺苷、三萜类及生物碱等多种有效成分。目前已知的灵芝多糖的种类有 200 余种,三萜类化合物达 170 余种,此外,灵芝还含有 7 种人体必需的氨基酸以及微量元素。

(1)灵芝三萜。

多分离于灵芝孢子体、菌丝体、子实体和发酵液的提取物中,是灵芝重要的活性成分之一。

(2)灵芝多糖。

研究表明,灵芝多糖(GLP)是其最主要的活性成分之一,多提取于灵芝的子实体、孢子体、菌丝体中,具有提高机体免疫力、抗氧化、抗衰老、抗肿瘤、助睡眠等功能,开发价值极大。研究结果表明,灵芝多糖的浓度与抗氧化活性成线性关系。

(3)蛋白质、多肽和氨基酸。

KINO 等研究发现,灵芝中具有多种多肽,截至目前共发现 19 种不同氨基酸。

(4)甾醇类。

甾醇类物质为灵芝重要的次生代谢产物之一,目前为止,在灵芝中分离出 47 种甾醇,主要类型为胆固醇和麦角甾醇。

2.2　灵芝多糖抗氧化活性研究

多糖，又称多聚糖，广泛存在于动物、植物和微生物中，是维持生物体正常生命活动的能量来源和组成成分，也是生物体内除蛋白质和核酸以外又一类重要的信息分子。多糖具有抗氧化活性，但其抗氧化机制尚未明确，研究表明，多糖能够提高机体免疫力、清除内自由基、抗氧化。关于其作用机理，公信力较大的看法为：多糖能够与自由基反应生成水；多糖可以与金属离子螯合，使自由基缺少必要成分，难以发挥其功效；多糖能加强机体内某些抗氧化酶如 SOD 等酶的活性；多糖具有增强机体免疫力的作用。

由于多糖具有免疫、抗肿瘤、抗衰老等活性，部分多糖作为治疗癌症的辅助药物已经在临床上使用。来自天然植物的植物多糖具有无毒、无副作用、无残留等优点，受到人们的广泛关注，并取得了很大的研究进展。灵芝多糖（GLP）存在于灵芝属真菌的菌丝体和子实体中。现代药理学研究证实灵芝具有抗衰老、提高机体免疫功能、抗肿瘤、消除机体内自由基、抗辐射、提高肝脏解毒功能等作用。基于目前对衰老分子机理的研究，本研究将重点探索灵芝多糖对斑马鱼生长发育及衰老相关基因表达的影响，为灵芝抗衰老提供理论依据，并为其相关的临床研究提高实验数据支持。

2.2.1　材料与方法

2.2.1.1　材料

野生型斑马鱼由中国海洋大学海洋生命学院提供，在处理的前一天，将斑马鱼进行雌雄分离，第二天进行注射 $p53$-MO 及收集斑马鱼卵，并置于 28℃ 条件下培养。取孵育 8h 发育正常的野生型及注射 $p53$-MO 的斑马鱼幼胚置于 24 微孔板中，每一微孔板 15 个幼胚，每一处理分别设置空白对照组、低浓度灵芝多糖（1.0mg/mL）处理组、中浓度灵芝多糖（2.0mg/mL）处理组和高浓度灵芝多糖（3.0mg/mL）处理组，每一处理设 3 次重复。每天更换一次培养液，连续处理 3d，搜集样品，进行染色及基因表达分析。

2.2.1.2 药物及试剂

灵芝多糖纯样品（陕西昂盛生物医药科技有限公司），Trizol、RT-PCR试剂盒（大连宝生物有限公司），$p53$-MO 由基因公司合成，β-半乳糖苷酶（Sigma 公司）。将 10mg 灵芝多糖溶于 1mL 孵育鱼卵用的水溶液中，制成 10mg/mL 储存液备用。

2.2.1.3 样品的 SA-β-Gal 染色分析

RT-PCR 检测分析及样品 RNA 的提取方法见参考文献。

2.2.2 实验结果与分析

2.2.2.1 GLP 对斑马鱼生长发育的影响

给药处理 24h 后，统计了各处理对斑马鱼存活的影响，结果见图 2-1。分析结果表明，灵芝多糖浓度在 1~2mg/mL 对斑马鱼的发育影响不大，但当灵芝多糖浓度达到 3mg/mL 时，斑马鱼的生存受到影响，与对照相比达到 0.01 显著水平。此外，高浓度的灵芝多糖除引起斑马鱼高的致死率外，对斑马鱼的发育也产生了明显的影响，在高灵芝多糖处理浓度下，斑马鱼表现为发育延缓、生长畸形状态（图 2-2），这也许是导致斑马鱼死亡的主要原因。

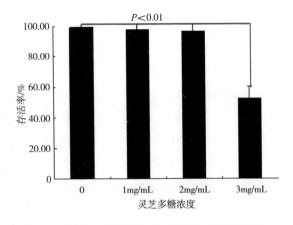

图 2-1　灵芝多糖不同浓度对斑马鱼存活的影响

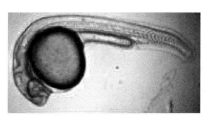

（a）发育正常的斑马鱼

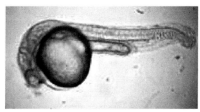

（b）生长畸形的斑马鱼

图 2-2 斑马鱼

2.2.2.2 GLP 对野生型斑马鱼衰老相关 β-半乳糖苷酶（SA-β-Gal）染色的影响

对中药抗衰老的作用机理研究结果表明，中药既可抑制自由基的产生，也可直接对抗自由基对组织及细胞的损伤作用，或直接清除自由基，还可增强机体本身抗氧化系统的功能，从多环节阻断自由基的损伤作用。SA-β-Gal 阳性率能较好地反应细胞群体或个体组织的老化速度，是反映衰老程度的重要生物学指标，被广泛应用。为进一步验证灵芝多糖对衰老的影响及可能的作用途径，本研究比较分析了灵芝多糖对野生型斑马鱼及注射 $p53$-MO 斑马鱼胚胎细胞老化的影响，为验证注射 $p53$-MO 对 $p53$ 基因敲除的影响，我们通过 PCR 检测 $p53$ 基因的表达水平，结果表明注射 $p53$-MO 可以很好地沉默 $p53$ 基因的表达［图 2-4（a）］，可以用于实验研究。SA-β-Gal 染色结果表明，中浓度灵芝多糖可以不同程度干预斑马鱼胚胎细胞衰老，与对照相比，达到显著水平（图 2-3）。但是对注射 $p53$-MO 的斑马鱼胚胎细胞衰老则无明显影响（图 2-4），说明 L-灵芝药多糖对衰老的干预作用可能是通过 $p53$ 信号转导途径实现的。

2.2.2.3 GLP 处理对斑马鱼衰老相关基因表达的影响

$p53$-$p21$ 是一条重要的与衰老相关的信号通路，$p21$ 在转录水平上由

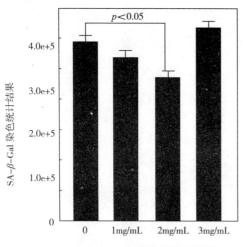

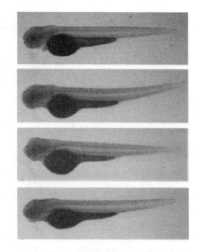

（a）SA-β-Gal荧光统计分析图　　　（b）野生型斑马鱼SA-β-Gal荧光染色图

图2-3　GLP处理对野生型斑马鱼胚胎细胞SA-β-Gal染色的影响

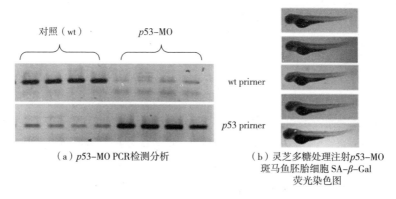

（a）p53-MO PCR检测分析　　　（b）灵芝多糖处理注射p53-MO
　　　　　　　　　　　　　　　　斑马鱼胚胎细胞SA-β-Gal
　　　　　　　　　　　　　　　　荧光染色图

图2-4　GLP处理对注射p53-MO斑马鱼胚胎细胞SA-β-Gal染色的影响

$p53$活化，主要介导端粒依赖和各种应急条件如DNA损伤等引起的衰老。本实验中，SA-β-Gal染色结果表明GLP可以延缓野生型斑马鱼胚胎细胞衰老进程，而对注射$p53$-MO斑马鱼胚胎细胞衰老几乎无影响，为了进一步验证GLP对衰老的干预途径是否通过$p53$信号转导途径实现的，我们检测了野生型斑马鱼和$p53$-MO注射斑马鱼$p53$及与其相关基因的表达（图2-5、图2-6）。结果表明，GLP处理后，野生型斑马鱼胚胎细胞$p53$基因、$p21$基因（$p53$直接靶点）表达量下降，而mdm2基因（$p53$下游调控因子）表达增加。对$p53$-MO注射的斑马鱼胚胎细胞上述基因的表达无明显影响，这一实验结果进一步证实了灵芝多糖的抗衰老作用部分是通过 $p53$ 信号转导途径实现的。

此外，近年对端粒的研究结果表明，端粒参与细胞衰老进程，端粒酶基因的过量表达可以延长老鼠上皮组织的抗癌组织的平均寿命。我们的实验研究结果表明，GLP 处理斑马鱼后，其胚胎细胞的端粒酶基因表达增强，揭示灵芝多糖在斑马鱼体内有很好的抗衰老作用。

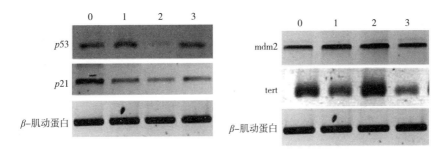

图 2-5　GLP 处理对野生型斑马鱼胚胎细胞 $p53$、$p21$、mdm2 和 tert 基因表达的影响

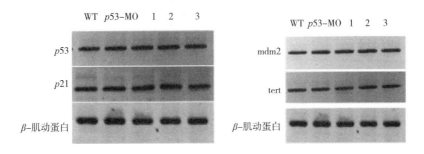

图 2-6　GLP 处理对 $p53$-MO 斑马鱼胚胎细胞 $p53$、$p21$、mdm2 和 tert 基因表达的影响

2.2.3　讨论

随着世界范围内人口的老龄化，抗衰老这一世界性医学课题在我国也日益受到广泛关注。近年来关于衰老的研究以及根据衰老的机制寻找高效的抗衰老药物的研究已成为当前医药学研究领域中的热点问题。当前较为公认的细胞、分子水平衰老的标志包括成纤维细胞的体外增殖能力；DNA 损伤修复能力与 DNA 解链速度；原癌基因、抗癌基因与衰老基因；DNA 甲基化；端区长度；免疫分子；胶原蛋白的糖基化；酶。本实验结果表明，GLP 可以增强

细胞活力，β-半乳糖苷酶活性下降，抑制早期细胞的衰老与凋亡，抑制 $p53$ 的转录功能，降低 $p21$ 的表达，表明灵芝多糖在体内有很好的抗衰老作用。而且 $p53$-MO 注射及 RT-PCR 的检测结果表明，灵芝多糖抗衰老的部分作用机制可能是通过 $p53$ 信号转导途径实现的。

第三章　穿龙薯蓣皂苷等有效成分
提取及抗氧化作用研究

穿龙薯蓣（*Dioseorea nipponica* Makino）为薯蓣科植物，穿龙薯蓣的根茎具有改善心血管功能、镇咳、增强免疫等药理活性。目前，穿龙薯蓣的质量控制方法研究基本是借鉴化学药品质量控制方法的研究思路，选定穿龙薯蓣中一种或几种有效成分、指标性成分，建立以光谱、色谱为主的鉴别和含量测定的质量评价模式。目前，国内学者已经建立了穿龙薯蓣的薯蓣皂苷、原薯蓣皂苷、多糖、微量元素的含量测定方法。虽然该质量控制模式在可预见的将来仍是穿龙薯蓣质量评价的主流，不过随着研究的深入，这种基于化药模式的质量评价方法对包括穿龙薯蓣在内的中药而言，其潜在的局限性和缺陷已逐渐凸现出来。该质量控制方法无法回答所选指标成分与中药整体药效相关性的科学命题，检测它们对穿龙薯蓣质量控制无实际意义而遭受质疑。因此，穿龙薯蓣的质量控制方法研究应当遵循中医药发展客观规律，在继承中药整体观基础上，根据穿龙薯蓣整体调节的作用特点和临床应用习惯，在建立的穿龙薯蓣色谱指纹图谱基础上，研究穿龙薯蓣指纹图谱与药效的相关性，建立基于"谱效关系"的穿龙薯蓣质量控制新模式。

3.1　穿龙薯蓣皂苷提取及其对小鼠脾脏细胞活性的影响

穿龙薯蓣又称穿山龙、穿地龙、穿龙骨等。主要分布在东北、华北、山东、河南、安徽、浙江北部、江西（庐山）、陕西、甘肃、宁夏、青海南部、四川西北部。穿龙薯蓣具有消炎、祛痰、平喘、增加冠脉流量、降低血脂、改善心血管功能及抗菌、抗病毒等药理活性，但有关穿龙薯蓣对小鼠脾脏影响相关报道较少。本书以穿龙薯蓣粉末和穿龙薯蓣粗块为实验材料，采用回流法对其有效成分进行提取，并分别采用石油醚、乙酸乙酯和水饱和正丁醇对穿龙薯蓣皂苷进行提取，比较研究了 4 种提取液对小鼠脾脏细胞活力的影响，为穿龙薯蓣皂苷提取的处理方法、溶剂的选择以及合理用药提供理论依据。

3.1.1 材料与方法

3.1.1.1 实验材料

穿龙薯蓣药材由通化师范学院种苗繁育基地提供，由通化师范学院生命科学学院秦佳梅教授鉴定为穿龙薯蓣栽培种。

3.1.1.2 实验方法

（1）穿龙薯蓣有效成分的提取。

分别取穿龙薯蓣药材粉末、穿龙薯蓣粗块各 100g，粉碎，30 倍 60%乙醇提取 3 次，第一次 2h，第二次 1.5h，第三次 1h，静置冷却，过滤，滤液回收溶剂，得到乙醇提取浸膏；将乙醇提取浸膏混悬于水中，相继以石油醚、乙酸乙酯、水饱和正丁醇萃取三次，得到石油醚部分、乙酸乙酯部分、正丁醇部分和水溶部分。将所得到的石油醚层、乙酸乙酯层、正丁醇层和水溶层真空干燥，分别得到石油醚部分、乙酸乙酯部分、正丁醇部分和水溶部分的穿龙薯蓣提取物。

（2）薯蓣皂苷的含量测定。

采用 HPLC 法进行测定，具体为：色谱条件：XterraTMODS 柱（250mm×4.6mm，5μm）；流动相：乙腈（A）—水（B）；检测波长：208nm；柱温：35℃；流速：1.0mL/min。用以下公式计算：

$$C_{样品} = C_{标准品} \times S_{样品} / S_{峰面积}$$

（3）小鼠脾细胞的制备与培养。

按参考文献方法培养小鼠脾脏细胞，并分别以 0.05g/L、0.1g/L、0.15g/L、0.20g/L、0.225g/L 石油醚部分、乙酸乙酯部分和正丁醇部分处理小鼠脾脏细胞，每一处理设置 3 次重复，$OD490nm$ 处测量各孔的吸光值。

3.1.2　结果与分析

3.1.2.1　穿龙薯蓣不同形状对薯蓣皂苷含量的影响

采用回流法对穿龙薯蓣粉末及穿龙薯蓣粗块皂苷含量进行比较研究，结果见表3-1。由表3-1可知，穿龙薯蓣粉末的提取物中薯蓣皂苷的含量是粗块的近3倍。所以增大表面积更有利于穿龙薯蓣皂苷的充分提取。所以在对穿龙薯蓣皂苷进行提取时，以将穿龙薯蓣粉碎成粉末为最佳处理方法。

表3-1　HPLC法测得薯蓣皂苷的含量

处理方法	薯蓣皂苷含量/（$\mu g \cdot g^{-1}$）
穿龙薯蓣粉末	346.7
穿龙薯蓣粗块	114.7

3.1.2.2　薯蓣皂苷在不同有机溶剂中的含量检测

不同有机溶剂中薯蓣皂苷含量见图3-1，石油醚层、乙酸乙酯层、水饱和正丁醇层均未检测出有薯蓣皂苷。说明在穿龙薯蓣皂苷提取工艺中，采用乙醇提取即可。

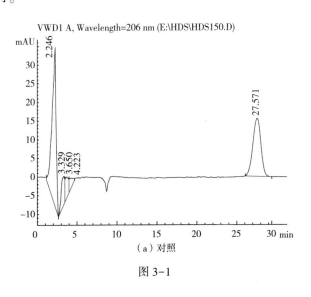

（a）对照

图3-1

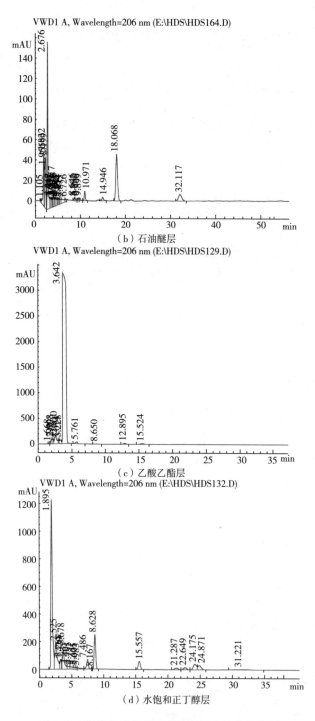

图3-1 薯蓣皂苷在不同有机溶剂中的含量检测

3.1.2.3　穿龙薯蓣皂苷对小鼠脾细胞活力的影响

由表3-2可知，不同提取方法，不同的浓度的穿龙薯蓣提取物对小鼠脾细胞的活力没有明显的抑制或促进作用。

表3-2　MTT法测定小鼠脾细胞的活力

溶剂	浓度/ (g·L^{-1})	OD 值
	0	—
	0.05	0.364
石油醚	0.1	0.335
	0.15	0.342
	0.20	0.365
	0.225	0.313
	0	—
	0.05	0.290
乙酸乙酯	0.1	0.309
	0.15	0.375
	0.20	0.286
	0.225	0.275
	0	—
	0.05	0.302
水饱和正丁醇	0.1	0.355
	0.15	0.277
	0.20	0.307
	0.225	0.309
	0	—
	0.05	0.325
乙醇	0.1	0.323
	0.15	0.308
	0.20	0.461
	0.225	0.366

续表

溶剂	浓度/（g·L⁻¹）	OD 值
对照	0	0.343
	0.05	—
	0.1	—
	0.15	—
	0.20	—
	0.225	—

3.1.3 结论与讨论

3.1.3.1 穿龙薯蓣在不同溶剂中的溶解性分析

本实验使用乙醇、石油醚、乙酸乙酯、水饱和正丁醇作为溶剂提取穿龙薯蓣，经过高效液相色谱可发现，穿龙薯蓣皂苷更易溶于乙醇中，而用石油醚、乙酸乙酯、水饱和正丁醇提取不出来，所以未来的穿龙薯蓣生产中我们可选用乙醇作为最佳提取溶剂。

3.1.3.2 不同处理方法对穿龙薯蓣皂苷含量的影响

实验中用了同质量但是不同粗细的穿龙薯蓣进行提取，结果发现穿龙薯蓣粉末提取液中的薯蓣皂苷含量远远高于穿龙薯蓣粗块提取液中的含量，所以可以说明穿龙薯蓣药材的表面积也是影响薯蓣皂苷提取的因素之一，在生产中为了获得更多的薯蓣皂苷，可通过精细研磨粉碎穿龙薯蓣的方法达到。

3.1.3.3 穿龙薯蓣皂苷对小鼠脾细胞活力的影响

以石油醚、乙酸乙酯、水饱和正丁醇和乙醇为溶剂提取穿龙薯蓣并制成0.05g/L、0.1g/L、0.15g/L、0.20g/L、0.225g/L 5 个梯度的穿龙薯蓣的药品处理小鼠脾细胞，检测其对小鼠脾细胞活力的影响，结果均无明显的抑制或促进作用，但实验并没有检测出穿龙薯蓣对小鼠其他的组织和器官有何影响，还需进行其他组织细胞的活力检测试验。

3.2　穿龙薯蓣有效成分提取及抗氧化实验研究

近年来经研究证明，穿龙薯蓣还具有显著提高自由基清除酶 SOD 和 GSH-Px 的活性，减少衰老小鼠血清、肝脏及脑组织中脂质过氧化物 MDA 的生成，从而起到延缓衰老的作用。因此，清除自由基作用可能是其有效成分（或组分）的主要机理之一。

虽然对穿龙薯蓣体内抗氧化实验已有一些研究，但对穿龙薯蓣不同组分提取物体外抗氧化实验相关报道较少。本研究以穿龙薯蓣为材料，采用不同有机溶剂对其有效成分进行提取，并对其组分进行体外抗氧化实验分析，为进一步分离纯化得到具有抗氧化作用的单体成分提供理论依据。

3.2.1　实验材料与方法

3.2.1.1　实验材料

穿龙薯蓣药材由通化师范学院种苗繁育基地提供，由通化师范学院生命科学学院秦佳梅教授鉴定为穿龙薯蓣栽培种。

3.2.1.2　实验方法

（1）穿龙薯蓣不同成分的提取方法。

取穿龙薯蓣药材粉末 100g，粉碎，30 倍 60%乙醇提取 3 次，第一次 2h，第二次 1.5h，第三次 1h，静置冷却，过滤，滤液回收溶剂，得到乙醇提取浸膏；将乙醇提取浸膏混悬于水中，相继以石油醚、乙酸乙酯、水饱和正丁醇萃取 3 次，得到石油醚部分、乙酸乙酯部分、正丁醇部分和水溶部分。将所得到的石油醚层、乙酸乙酯层、正丁醇层和水溶层真空干燥，分别得到石油醚部分、乙酸乙酯部分、正丁醇部分和水溶部分的穿龙薯蓣提取物。

（2）穿龙薯蓣不同提取物体外抗氧化实验。

将穿龙薯蓣石油醚、乙酸乙酯、正丁醇及水溶部分提取物制备成 2.5mg/mL、5mg/mL、7.5mg/mL、10mg/mL 和 12.5mg/mL 的溶液，用于体外抗氧化实验检测。超氧阴离子自由基清除率采用邻苯三酚自氧化法进行测定，抗氧化能力采用 DPPH 法，$FeSO_4$—水杨酸法测定羟自由基清除率、铁氰化钾—三氯乙酸法还原力。

（3）穿龙薯蓣正丁醇及乙酸乙酯提取物体内抗氧化实验。

依据穿龙薯蓣不同有机溶剂提取物的体外抗氧化实验结果，选取穿龙薯蓣正丁醇及乙酸乙酯低浓度组（CK）、中浓度组（7.5mg/mL）及高浓度组（12.5mg/mL）处理斑马鱼胚胎细胞，具体方法见参考文献。

3.2.2　实验结果与分析

3.2.2.1　穿龙薯蓣不同有机溶剂提取物对 DPPH 自由基清除率的影响

由图 3-2 可知，穿龙薯蓣正丁醇提取物、乙酸乙酯提取物以及石油醚提取物对 DPPH 有一定的清除作用，并且随着正丁醇、石油醚提取物浓度的增加，DPPH 清除率增强，同等浓度下，12.5mg/mL 穿龙薯蓣正丁醇提取物对 DPPH 清除率最高，达到 92.91%。在 2.5~5.0mg/mL 处理间对 DPPH 清除率

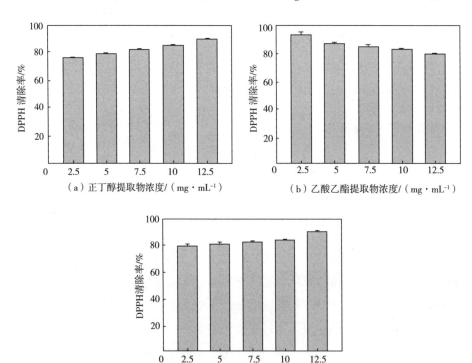

图 3-2　穿龙薯蓣不同有机溶剂提取物对 DPPH 清除率的影响

差异显著（$p<0.05$）；乙酸乙酯提取物对 DPPH 清除率则随浓度的增加而减少。乙酸乙酯提取物在 2.5mg/mL 时 DPPH 清除率最高，但在 2.5～5.0mg/mL 处理间对 DPPH 清除率差异不显著。

3.2.2.2 穿龙薯蓣不同有机溶剂提取物对超氧阴离子自由基清除率的影响

生物体内的氧化还原反应中，有2%～5%会产生 O^{2-}，O^{2-} 是使机体发生氧中毒的主要原因，表现在使多糖解聚、核酸链断裂和不饱和脂肪酸过氧化等作用，进而造成酶系失灵、膜损伤、遗传突变和线粒体氧化等一系列变化。穿龙薯蓣不同有机溶剂提取物对 O^{2-} 清除率见图3-3，在一定浓度范围内，随着浓度的升高，对 O^{2-} 清除率不断上升，并在 12.5mg/mL 时，清除率达到最高，分别为 92.91%、78.72% 和 82.98%。其中，2.5mg/mL 和 10mg/mL 穿龙薯蓣正丁醇提取物对 O^{2-} 清除率达到极显著水平（$p<0.01$），乙酸乙酯提取物在 2.5～5mg/mL 处理间 O^{2-} 清除率达到显著水平（$p<0.05$），而石油醚各处理浓度间对 O^{2-} 清除率差异不显著。

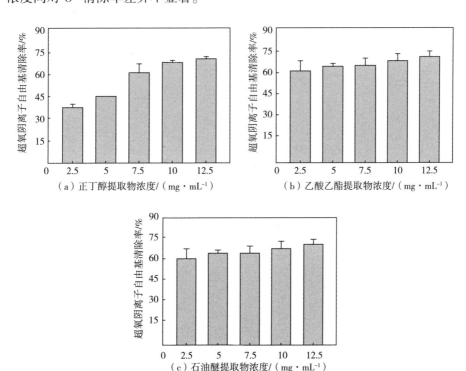

图3-3 穿龙薯蓣不同有机溶剂提取物对超氧阴离子自由基清除率的影响

3.2.2.3 穿龙薯蓣不同有机溶剂提取物对羟自由基（·OH）清除率的影响

羟自由基（·OH）被公认是生物系统中最具有活性的活性氧化物之一，能够导致体内 DNA、蛋白质和脂肪氧化损伤。对生物体而言，·OH 被认为是最活泼、毒性最强、危害最大的自由基，它能与活细胞中的任何分子发生反应，且反应速度极快，引起体内自由基链反应，较大范围内造成生物体的损害。由图 3-4 可知，穿龙薯蓣不同有机溶剂提取物具有较好的清除·OH 的能力。并且在 2.5~12.5mg/mL 浓度范围内，对·OH 清除能力随提取物浓度的增加而增大，呈现出一定的剂量效应。在同等浓度下，穿龙薯蓣不同有机溶剂提取物对·OH 清除能力表现为正丁醇提取物>石油醚提取物>乙酸乙酯提取物。并且在 10.0~12.5mg/mL 浓度范围内，穿龙薯蓣正丁醇提取物对·OH 自由基清除率达到极显著水平。

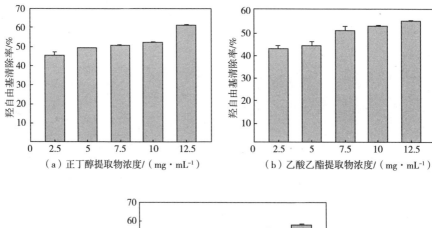

（a）正丁醇提取物浓度/（mg·mL⁻¹）　　（b）乙酸乙酯提取物浓度/（mg·mL⁻¹）

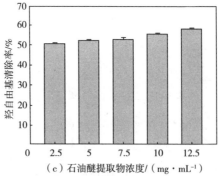

（c）石油醚提取物浓度/（mg·mL⁻¹）

图 3-4　穿龙薯蓣不同有机溶剂提取物对羟自由基清除率的影响

3.2.2.4　穿龙薯蓣抗氧化活性 HPLC-ABTS⁺·在线检测

利用 HPLC-ABTS⁺层提取物进行抗氧化活性分析，该系统是将高效液相色谱与检测自由基清除系统的 ABTS⁺·试剂检测器连接，由 HPLC 系统对样品的各组分进行检测，检测分离组分的检测值为正峰值。HPLC 分离的组分进入反应池中，抗氧化活性组分将 ABTS⁺·还原后出负峰值。分析结果如图 3-5 中色谱图所示，在乙酸乙酯层中发现了大量抗氧化活性组分，提取物的多个分离组分正峰值相对应的 ABTS⁺·检测部分均观察到负峰值。

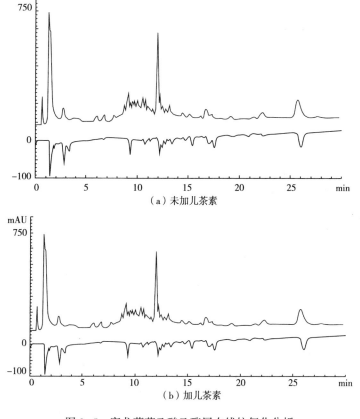

（a）未加儿茶素

（b）加儿茶素

图 3-5　穿龙薯蓣乙酸乙酯层在线抗氧化分析

3.2.2.5　穿龙薯蓣乙酸乙酯提取物对斑马鱼胚胎细胞生长发育的影响

综合体外抗氧化实验及 HPLC-ABTS⁺·检测结果，分别采用穿龙薯蓣乙酸乙酯层低浓度组、中浓度组、高浓度组处理发育 8h 斑马鱼胚胎细胞，并在给药处理 24h 后，统计各处理对斑马鱼存活率和畸形率的影响，结果见图 3-6。分析结果表明，中浓度药物处理对斑马鱼的发育影响不大，但高浓度组处理使斑马鱼的生存受到影响，死亡率较高，与中浓度组处理比较，达显著水平。此外，高浓度药物处理除引起斑马鱼高的致死率外，斑马鱼畸形率也明显增加，与中浓度组处理比较，达显著水平，这也许是导致斑马鱼致死的主要原因。

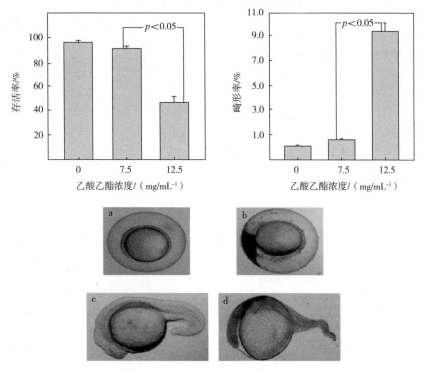

图 3-6　穿龙薯蓣乙酸乙酯层不同浓度对斑马鱼生长及发育的影响

3.2.2.6　穿龙薯蓣正丁醇层及乙酸乙酯层对斑马鱼衰老相关基因表达的影响

$p53-p21$ 是一条重要的与衰老相关的信号通路，$p21$ 在转录水平由 $p53$ 活化，主要介导端粒依赖和各种应激条件如 DNA 损伤等引起的衰老。本研究结果表明，穿龙薯蓣正丁醇层及乙酸乙酯层处理可以使斑马鱼胚胎细胞 $p53$、$p21$、bax 基因表达降低，而激活端粒酶 tert 基因表达明显增加（图 3-7）。

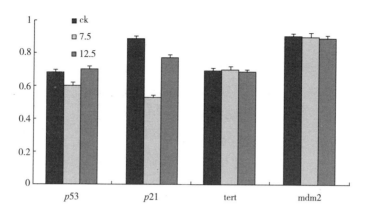

图 3-7　穿龙薯蓣乙酸乙酯层不同浓度对斑马鱼衰老相关基因表达的影响

3.2.3　结果与讨论

　　人体衰老的主要原因是随着年龄的增长，清除体内自由基的能力下降，而自由基已经成为引起人体 85% 的各种疾病的根源。研究表明，活性氧自由基可通过氧化还原反应损害机体蛋白质、DNA 等生物大分子，导致蛋白质变性、交联，酶活性丧失，基因突变等，进而导致免疫功能下降、脑血管疾病、肝损伤和癌症等。因此，额外摄入抗氧化剂对于清除这些自由基来说就成为必然的途径。寻找成本低廉又适合人体的抗氧化剂一直是科学界研究的热点，相比于人工合成的抗氧化剂，天然抗氧化剂更具有广泛的开发和利用前景。

　　体外抗氧化是抗氧化物质评价的重要方法，传统的植物天然抗氧化活性成分的筛选通常是：采用提取、分离、鉴定各种成分后，再分别对各成分进行抗氧化活性测定，HPLC-ABTS$^+$ · 方法是利用具有高效分离功能的高效液相色谱法分离化合物的同时在线与 ABTS$^+$ · 试剂反应，使高效液相色谱仪分离检测组分的同时可确定其是否具有抗氧化活性，确保在分离中有目的的选择组分进行分离纯化和结构鉴定，可提高抗氧化活性成分的筛选效率。鉴于在线筛选抗氧化活性物质的高效性和准确性，近来国内也有部分研究者开始利用其原理进行天然抗氧化活性成分的筛选研究，包括耿雪飞、裴世春等利用 HPLC-ABTS$^+$ · 筛选体系在细叶杜香茎部筛选到秦皮素等抗氧化活性物质，王小淞等利用 HPLC-DPPH 在线筛选法从黄芩中筛选到黄芩素等 5 种抗氧化活性成分。

　　高等生物基本都是由单细胞受精卵发育而来，很多学者认为生命在胚胎期对外源化学物质最为敏感，所以对其研究有很好的监测意义。由于斑马鱼体外受精，体外发育且胚体透明，可在显微镜下直接观察其生长发育情况。*p53* 基因除了作为肿瘤抑制基因外，还有多种重要的功能，包括细胞凋亡和细胞衰老等。在受到 DNA 损伤、缺氧和辐射等应激信号时，*p53* 会发挥其转录激活功能，调控一系列靶基因的转录表达，进而引起 DNA 损伤修复、细胞周期阻滞和细胞凋亡等应激反应。*p21* 在转录水平上由 *p53* 活化，主要介导端粒依赖和各种应激条件如 DNA 损伤等引起的衰老。mdm2 是目前已知的细胞内最重要 *p53* 负性调控因子，mdm2 含有一个 *p53* 基因结合位点，与 *p53* 结合形成复合物，抑制 *p53* 的转录活性。mdm2 表达过强则可封闭 *p53* 介导的反式激活作用，使 *p53* 功能丧失，导致基因的不稳定和细胞增生。DNA 损伤时，导致 mdm2 失活和 *p53* 水平升高。

本实验分别以石油醚、正丁醇和乙酸乙酯为溶剂，对穿龙薯蓣有效成分进行提取，并对各层进行体外抗氧化实验，结果表明，正丁醇提取物和乙酸乙酯提取物对 DPPH，·OH，O^{2-} 清除率较高，且存在剂量正相关关系，基于 HPLC-ABTS$^+$·体系从穿龙薯蓣乙酸乙酯提取物中筛选到多种抗氧化活性成分。体内抗氧化实验结果表明，穿龙薯蓣乙酸乙酯层对斑马鱼胚胎细胞表现出较好的抗氧化作用。综上分析可知，穿龙薯蓣乙酸乙酯层有一定的清除自由基的体外抗氧化活性，并且这种作用可能是通过 *p53* 信号转导通路介导的。因此，可以对这部分提取物进行进一步分离，以期获得单体化合物并进行化学结构鉴定，为进一步研究开发穿龙薯蓣天然抗氧化药物提供实验依据。

3.3　穿龙薯蓣纤溶酶的筛选、分离与纯化

心脑血管疾病是危害人类健康的主要疾病之一。近 30 年来，我国人群心血管疾病发病率及危险因素水平呈不断上升趋势。因此研发高效、特异、安全、副作用小的溶栓药物一直是近年来医药界的热门课题。

3.3.1　溶栓药物研究进展

血栓形成是外科手术的常见并发症，也是现代介入性血管成形术后发生再阻塞的重要因素以及多种心脑血管疾病的致病、致死原因。生理性血栓形成是止血的一种手段，而病理性血栓形成则可导致相关的脏器发生功能障碍。

目前，心、脑部位的血栓性疾病已成为致残率与致死率最高的疾病之一，严重威胁人类的健康。据统计，全世界有血栓栓塞性患者约 1500 万，所需溶栓剂的潜在市场可达 20 亿美元。心脑血管疾病也是我国高发疾病之一，每年发病率 1300 万例以上，心血管药物销量超过全国药品 25%，抗栓溶栓类药品超过 20 亿元，其中作为急症期的针剂使用就达到 10 亿元。市场应用前景可见一斑。

虽然目前已开发出多种抗血栓药物，也有良好的临床疗效，但心肌梗死、脑梗塞、深静脉血栓栓塞等血栓性疾病仍有较高的致死率，因此对血栓性疾病防治的研究有很重要的意义。目前，外科手术、抗凝、药物溶栓是临床治疗血栓性疾病的主要方法，3 种方法相比，药物溶栓是应用最广泛、最有效的治疗手段，防治血栓性疾病的药物主要分为抗凝类药物、抗血小板药物和溶栓药物 3 种，而临床应用最广泛的是溶栓药物，因此，研发新型溶栓药物成为当前研究工作的重点之一。

自 1958 年首次将溶栓剂应用于心肌梗塞治疗至今，溶栓药物已发展了 3 代，包括尿激酶、链激酶、组织性纤溶酶原激活剂、瑞替普酶等，这些药物大多都是从动物、微生物中提取，或通过蛋白质工程和分子生物学技术再改造得到的，存在出血副作用强、抗性反应明显等问题。

我国传统中医提到的中草药，副作用小，来源广，近几年发展迅速，已成为研究和开发新药的主要来源之一。许多研究证明，中草药中含有的如生物碱、黄酮类以及皂普类等化学成分能有效防治血栓性疾病，而近年来从中草药中发现某些生物大分子如纤溶酶具有很好的溶栓效果，目前已成为研究的热点。

3.3.2　中草药溶栓药物的研究进展

我国传统中医学历史悠久，早期对疾病的治疗均以中草药为主，但并无"血栓性疾病"这一名称，不过对一些血栓性疾病症状已有记载，中医学认为血栓形成是"血脉不通，血行失度，血凝而不流，血气不至"所致的"血瘀证"，早在《本草纲目》一书中就提到活血化瘀植物药具有"通利血脉，促进血行，消散瘀血"等主要作用。19 世纪出现的化合药物，因其疗效快，得到较大的市场，从国际药物市场来看，化学合成药物在药品市场上占相对主导的地位，约占 70%，而天然药物制成的药品只占 30%。

化合药物治标不治本，有时需要长期服用，副作用对人体伤害较大，而天然药物特别是传统中医提到的中草药，内含纤维素、钙等，其副作用小，来源广，且有调理和预防等功效，所以中草药近几年发展迅速，已成为研究和开发新药的主要来源之一。现代药理学研究也证明了活血化瘀中草药可以改善血流动力学、血液流变学和微循环。许多具有抗血小板聚集、抗血栓形成作用的中草药已被制成了单味注射液，如刺五加、川芎、丹参、葛根素、红花等。

在血栓性疾病的研究过程中，学者们认为活血化瘀中草药抗凝作用机制不同，如川芎、丹参主要是抑制血小板聚集和纤维蛋白的形成；益母草则对凝血酶的形成、纤维蛋白的形成均有抑制作用。临床观察，血瘀证病人服用"血府逐瘀汤"（由当归、桃仁、红花、枳壳、赤芍、柴胡、桔梗、川芎、生地、牛膝、甘草组成），"补阳还五汤"（由黄芪、当归、赤芍、川芎、地龙、桃仁、红花组成）后，血浆纤溶酶活性恢复，并接近正常水平，血浆复钙时间延长，表明上述方药有链激酶、尿激酶样作用。黄建邦等报道，"抗凝调脂口服液"（人参、麦冬、生地、黄精、泽泻、丹参等）对冠心病血瘀证患者的 t-PA 含量和活性都有升高作用，对组织型纤溶酶原激活剂的抑制剂（PAI）则有降低作用，说明"抗凝调脂口服液"对纤溶功能有增强作用，并认为"抗凝调脂口服液"从抗血小板聚集、抗凝、提高纤溶激活能力三方面改善了冠心病人的血瘀证候。刘红旭等应用"参元丹煎剂"（黄芪、党参、玄参、丹参、地龙等）治疗不稳定心绞痛患者 113 例，总有效率达 90.3%，说明"参元丹煎剂"的疗效机理部分是通过调整患者体内凝血与纤溶的平衡，减少不稳定血栓来实现的。黄凤荣等报道，"路路通注射液"能降低纤维蛋白的含量，促进 t-PA 或抑制 PAI 合成，调节机体纤溶系统功能，还可活血化瘀，改善冠脉循环。此外，还有很好的抗凝作用，能改善冠心病、心绞痛患者的凝血、纤溶功能，防止血栓形成。阮秋蓉等通过研究发现山莨菪碱不仅抑制内毒素脂多糖（LPS）诱导的血管内皮细胞表达纤溶酶原激活物抑制剂 1（PAI-1）蛋白及其 mRNA 的表达，还抑制其基础水平的 PAI-1 表达，起到抗血栓形成作用。谢露等利用酶解碱浸法从海带中提取出海带胞壁多糖，体外实验结果说明该物质可抑制血栓形成和血液凝固。张才擎指出黑木耳中的多糖具有明显的抗凝血、抗血小板聚集和抗血栓作用。中药提取物小檗碱也有明显的抗血小板聚集作用，它与抑制血小板聚集和血小板膜上花生四烯酸（AA）的释放、代谢有关，它同时还能抑制血栓素的生成。香蒲科植物香蒲花粉蒲黄煎液提取物总黄酮、有机酸和多糖，对 ADP 及花生四烯酸（AA）诱导的血小板聚集功能有明显的抑制作用；黄酮类化合物能抑制 cAMP-磷酸二酯酶的活性，升高血小板内 cAMP，使 Ca^{2+} 浓度降低，这可能是蒲黄的作用机制之一。汪光远等从蒲黄中分离纯化出一种纤维蛋白溶解酶，分子量 3.1×10^4，属丝氨酸蛋白酶类，具有良好的体外溶栓活性。虎杖甙也是一味常用中草药，具有溶血栓、抑制血小板凝集和改善血液循环的作用。

植物来源的药物由于具有无污染、无公害、高效低毒的特点，已被世界各国所认同。从植物中分离纯化纤溶酶并对其性质进行研究，进一步通过蛋白质工程改造，生产出疗效显著、专一性强、副作用小的溶栓药物，达到预防和治疗血栓栓塞性疾病的目的，具有重要的社会和经济意义。

3.3.3　穿龙薯蓣中草药纤溶酶的分离及活性检测

3.3.3.1　实验材料

穿龙薯蓣采自通化市园艺所，经生命科学学院秦佳梅教授鉴定。

主要试剂：纤维蛋白原、纤维蛋白溶酶原、凝血酶购自中国药品生物制品检定所，标准尿激酶、牛血清白蛋白、胰蛋白酶、胃蛋白酶购自天津生物化学制药厂。

3.3.3.2　实验方法

（1）穿龙薯蓣蛋白质的提取。

称取穿龙薯蓣干粉 2g，浸于 200mL PBS 缓冲液中，4℃保存过夜，间隔时间振荡，离心（4℃，4000r/min）10min，取上清，用80%饱和硫酸铵沉淀蛋白后，离心（4℃，8000r/min）10min，沉淀用 PBS 溶解，得到蛋白粗提液，装入透析袋用无离子水透析，每隔 2h 换一次溶液，取透析后的蛋白溶液冷冻干燥，-80℃冰箱中保存，备用。

样品蛋白提取物浓度的测定：采用考马斯亮蓝（G-250）法测定蛋白质含量，取待测粗酶蛋白样品溶液 0.1mL，加入 5.0mL 考马斯亮蓝溶液，测定 595nm 光吸收值，计算供试样品的蛋白浓度。

（2）蛋白提取物的体外纤溶活性鉴定。

纤维平板的配制（以配制5个平板为例）：取0.125g琼脂糖加入25mL生理盐水中，加热溶解后置45℃水浴中保温30min后，加入500U凝血酶250μL，混匀。取80mg/支血纤维蛋白原1支于25mL巴比妥钠—盐酸溶液（pH 7.8）中，置45℃水浴中保温5min。分别取5mL凝血酶溶液和5mL血纤维蛋白原溶液混匀后快速倒入直径9cm平皿中，水平放置30min后，置4℃冰箱备用。

（3）尿激酶标准曲线的制备。

取浓度为100U/mL、200U/mL、300U/mL、400U/mL、500U/mL、600U/mL的尿激酶溶液10μL，加入平板中，封口膜封口，37℃培养箱培养18h，18h后测定尿激酶溶解圈直径，以尿激酶浓度为横坐标，活性溶解圈的直径为纵坐标制作标准曲线。

（4）样品蛋白溶液酶活力测定。

分别取10μL穿龙薯蓣、接骨木和苦碟子蛋白质提取液加入纤维平板中，37℃培养箱培养18h，观察，如点样孔周围出现透明的溶圈，则证明被加样品有溶栓效果，测量溶圈直径，对照标准曲线可得到样品溶液相对尿激酶活力数。

（5）蛋白提取物的溶纤比活力测定。

蛋白比活力＝［相对尿激酶活力（U）/蛋白浓度（mg/mL）］×点样体积

（6）纤溶酶的最适pH值和最适温度。

最适pH值的测定：取蛋白质提取物10μL分别加到90μL pH 2~8的缓冲液中，在25℃温箱放置4h，测残余酶活。

最适温度的测定：取用蛋白质提取物10μL与灭菌水90μL混合，分别在25℃、37℃、50℃、63℃和75℃放置4h，测残余酶活。

3.3.3.3 实验结果与分析

（1）蛋白质含量的测定。

根据标准蛋白的吸光值（表3-3），绘制蛋白质浓度的标准曲线（图3-8），由标准曲线得到蛋白质浓度的计算公式为：$y=0.0069x+0.0266$，依据公式，通过吸光值测得穿龙薯蓣粗酶蛋白含量为768.7μg/g。

表 3-3　牛血清白蛋白标准曲线吸光值

编号	1	2	3	4	5	6
标准蛋白浓度/（μg/mL^{-1}）	0	20	40	60	80	100
A595 吸光度	0	0.113	0.312	0.403	0.600	0.721

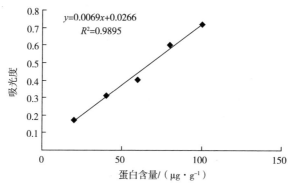

图 3-8　蛋白质浓度标准曲线

（2）蛋白质提取物溶纤活力及比活力的计算。

根据标准尿激酶溶圈的直径的平方（表 3-4）绘制尿激酶标准曲线（图 3-9），由标准曲线得到酶活力的计算公式为

$$y = 0.0101x + 0.0597$$

根据公式，由样品蛋白在纤维平板上的溶圈直径计算出穿龙薯蓣提取液蛋白质比活力为 0.765。

表 3-4　尿激酶标准曲线相关数据

编号	1	2	3	4	5	6
尿激酶单位数/（U·mL^{-1}）	100	200	300	400	500	600
直径/mm	1.080	2.090	3.090	4.110	5.165	6.135

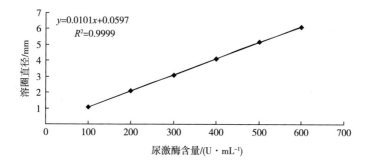

图 3-9　尿激酶活性测定

（3）穿龙薯蓣蛋白提取物体外溶栓实验。

由图3-10可见，穿龙薯蓣蛋白提取物具有体外溶解纤维蛋白的效果，溶圈透明部分明显，说明从穿龙薯蓣提取出的纤溶酶能够溶解血栓。

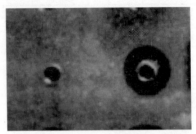

对照 穿龙薯蓣蛋白提取物

图3-10 纤维平板法测定穿龙薯蓣蛋白提取物的体外溶栓活性

（4）穿龙薯蓣蛋白提取物的最适pH值和最适温度。

实验结果表明，穿龙薯蓣蛋白提取物对pH和温度条件要求较为严格，当pH超过3.68时，其活力开始下降，当达到4.68时，完全失活（表3-5）；在25~37℃温度范围内纤溶活性变化不明显，当温度达到40℃时，纤溶活性开始下降，到50℃时完全失活（表3-6）。由此可以初步判断穿龙薯蓣蛋白提取物溶纤活性的最适温度为37℃，最适pH值为3.68。

表3-5　穿龙薯蓣蛋白提取物的最适pH测定

pH	溶圈直径/cm		
	1h	2h	4h
2.75	0	0	0.5
3.68	0	0.45	0.55
4.00	0	0	0.35
4.68	0	0	0

表3-6　穿龙薯蓣蛋白提取物的热稳定性

温度/℃	溶圈直径/cm		
	2h	3h	4h
25	0	0	0.65
37	0	0	0.75

续表

温度/℃	溶圈直径/cm		
	2h	3h	4h
40	0	0	0.17
50	0	0	0

3.3.3.4　讨论

血栓性疾病严重威胁人类健康。纤溶系统对纤维蛋白的溶解、血液循环有重要的影响，纤溶酶活性的降低是导致血栓形成的主要原因之一，目前纤溶酶主要来源于动物和微生物，源于植物的纤溶酶很少，该试验从穿龙薯蓣分离得到纤溶酶并对其酶学性质进行初步研究。实验表明该酶最适 pH 值为 3.68，在 25~40℃温度范围内酶活性较稳定，50℃以上完全失活。有望将其开发成新型的溶栓类药物。

第四章　红景天抗氧化产品研制与开发

　　社会竞争的增大和生活节奏的加快使人们承担的压力越来越大，脑力工作的负担也不断增加，需更多的血液和氧气才能保证大脑的顺畅工作。当进行高空、潜水等作业或患某些疾病时，同样会遇到各种情况的缺氧。缺氧可引起机体一系列生理代偿反应，如心率增加、血流动力学改变、肺动脉高压、能量代谢障碍等，尤其是其可致心肌受损，脑功能下降。耐缺氧是一个宽泛的概念，不仅包括生活在高原地区的藏族人群，还包括长期生活在含氧量相对较低的环境中的人群以及需要长时间、高强度脑力劳动的人群。人体缺氧分为急性缺氧和慢性缺氧。严重污染的环境和日益沉重的工作压力，已使大部分上班族都处于慢性缺氧状态。航天、高原勘探等人员，随着所处海拔高度不断增加，大气中氧分压下降，易造成急性缺氧。此外，还有长期处在含氧量较少的空调房间里的人，手术前后的病人等都易成为缺氧人群。

　　大量研究资料证实，机体对缺氧的适应能力是有限的，在严重缺氧特别是急性严重缺氧时，机体往往来不及发挥适应机制便进入代谢障碍阶段。如平时没有经过缺氧训练、久居平原的人，当血氧饱和度降到生理极限时，会导致死亡。因此，促进机体在缺氧条件下适应机制的迅速发挥是提高人体缺氧耐受能力的重要措施之一。比较有效的措施是低氧预适应和耐缺氧药物的应用。低氧预适应需要有一定的设备支持或耗时较长，抗缺氧药物具有携带方便和产生作用迅速等优点，目前已经证实的具有增强机体在缺氧条件下适应能力的药物主要有西药和中草药两大类，西药由于具有明显的副作用而导致其实际使用受到很大限制。中药作为药物治疗的方式之一，在我国临床用药中具有特殊优势。

　　红景天植物能在极其恶劣而多变的自然环境（缺氧、低温、干旱、强紫外线照射、昼夜温差大等）中生长，这意味着它已经从生态上适应了高寒多变的环境，包藏着其他植物所没有的特殊性适应物质。20 世纪 60 年代，苏联基洛夫军事医学科学院在寻找强壮剂时发现了库页红景天，后经深入研究认为库页红景天具有类似中医"扶正固本"的"适应原样"作用，它的增强免疫作用强于人参两倍。苏联托本斯克医科大学提出，当疲劳机体不能自然恢复时，服用红景天浸膏有显著效果，而且无毒、无成瘾性。据报道，民间把红景天作为一种强壮剂应用于老年性心衰、镇静、阳疹及糖尿病等。后来还制成不含酒精但具有酒类快感的饮料；制成浸膏口服液、胶囊等制剂广泛用于宇航员、潜水员、运动员等。1977年初次被中国药典收录，我国卫生部1991年批准红景天为新食品资源，其有效成分红景天苷作为新增对照品写入2005年版《中华人民共和国药典》。现代药理学研究证明红景天苷具有缓解体力疲劳、抗缺氧和增强免疫等作用。现已有复方红景天口服液、红景天胶囊等产品，有缓解体力疲劳、抗缺氧、增强免疫和防治高原病等功效。其功效确切、可靠、毒副作用小。

4.1 红景天咀嚼片制备工艺研究

红景天为景天科属多年生草本植物，集中分布在北半球的高寒地带，在全世界范围内共有超过90种，我国已确认的有73种，其中四川有22种，西藏产32种及两个变种。

红景天营养成分相对完全且配伍合理，在目前发现的植物中是非常罕见的。研究表明，红景天中含有抗衰老活性氧化物以及35种微量元素、18种氨基酸和维生素A、D、E，是一种十分珍稀的药用植物，素有"东方神草"的美誉。本部分以大株红景天乙醇提取物为原料，开发红景天系列产品。

4.1.1 实验材料

红景天浸膏由本实验室制备并保存。

4.1.2 制备工艺

4.1.2.1 红景天咀嚼片制备

称取红景天浸膏20g，分别加入微晶纤维素、甘露醇搅拌均匀，放入干燥箱内120℃烘干，研磨，细粉过100目筛，加入单晶冰糖细粉，搅拌均匀，过16目筛制粒，50℃低温烘干颗粒，烘干后的颗粒过16目筛，用40目筛滤去细粉，在制好的颗粒中加入千分之一的硬脂酸镁，压片，得到红景天咀嚼片。

4.1.2.2　红景天咀嚼片的处方筛选

以《中国药典》所规定片剂下的外观、性状等相应要求为考核指标，通过预实验确定辅料种类。固定主料配比的条件下，结合文献推测其中影响制粒黏稠度的主要因素为单晶冰糖，影响其硬度的主要因素为微晶纤维素，影响其口感的主要因素为甘露醇，硬脂酸镁的加入可以增强颗粒的流动性，用以减少片重的差异。因此，本实验主要考察单晶冰糖、微晶纤维素和甘露醇作为主要制剂辅料的配比关系，制粒后加入硬脂酸镁，压片。

4.1.2.3　红景天咀嚼片剂的质量考察

脆碎度：取红景天咀嚼片剂若干，吹去片剂表面脱落的细粉，使药片的总重量约为6.5g，参考相关文献进行测定。

崩解时限：取样品6片置于吊篮的玻璃管中，按照《中国药典》规定，浸膏或者半浸膏中药片剂，各药片都应该在1h内全部崩解，如果有1片不能完全崩解，重新选取6片复试。

4.1.2.4　正交实验设计

按表4-1对辅料微晶纤维素（A）、甘露醇（B）、单晶冰糖（C）进行正交实验因素及水平设计。

表4-1　因素水平

水平	微晶纤维素（A）/%	甘露醇（B）/%	单晶冰糖（C）/%
1	30	14	8
2	35	17	10
3	40	20	12

4.1.3　实验结果与分析

4.1.3.1　红景天咀嚼片制备工艺正交试验结果

红景天咀嚼片制备工艺正交试验结果见表4-2。

表4-2　红景天咀嚼片制备工艺正交试验结果

试验号		微晶纤维素 (A) /%	甘露醇 (B) /%	单晶冰糖 (C) /%	崩解时限 (X) /min	脆碎度 (Y) /%
1		1	1	1	4.88	1.62
2		1	2	3	5.4	1.27
3		1	3	2	4.46	1.08
4		2	1	3	2.13	3.82
5		2	2	2	3.62	1.03
6		2	3	1	3.03	4.04
7		3	1	2	7.3	0.49
8		3	2	1	3.5	3.05
9		3	3	3	3.05	3.34
X	K_1	14.74	14.31	11.41		
	K_2	8.78	12.52	15.38		
	K_3	13.85	10.54	10.58		
	R_X	1.99	1.26	1.60		
Y	K_1	2.9603	2.9407	2.9129		
	K_2	2.9111	2.9465	2.9740		
	K_3	2.9312	2.9154	2.9157		
	R_Y	0.0164	0.0104	0.0204		

由表4-2正交实验结果，崩解时限（X）的极差R_X可以看出：3个因素对崩解时限的影响由大到小排列为$A>C>B$，即微晶纤维素>单晶冰糖>甘露醇。根据K值的大小选出的最佳辅料配比为$A_1B_1C_2$。

由表4-2正交实验结果，脆碎度（Y）的极差R_Y可以看出：3个因素对脆碎度的影响由大到小排列为$C>A>B$，即单晶冰糖>微晶纤维素>甘露醇。根据K值的大小选出的最佳辅料配比为$A_1B_2C_2$。

4.1.3.2　综合平衡法确定正交试验最优工艺条件

根据极差大小列出各指标下的因素主次顺序结果见表4-3。

表4-3　各指标下因素主次顺序结果

试验指标	主次顺序	优化水平组合
崩解时限（X）/min	$A>C>B$	$A_1B_1C_2$
脆碎度（Y）/%	$C>A>B$	$A_1B_2C_2$

由表4-3结果可知：对于微晶纤维素（A），其影响崩解时限（X）的大小排序为第一位，此时取A_1；其影响脆碎度（Y）的大小排序为第二位，此时取A_1。即在此正交实验设计条件下，A作为主要影响因素之一，其水平在A_1时对整体为最优。

对于甘露醇（B），其影响崩解时限（X）和脆碎度（Y）的大小排序均为第三位，水平取B_1或B_2在此正交实验设计条件下，对整体影响不大。

对于单晶冰糖（C），其影响崩解时限（X）的大小排序为第二位，此时取C_2；其影响脆碎度（Y）的大小排序为第一位，此时取C_2。即在此正交实验设计条件下，C作为主要影响因素之一，其水平在C_2时对整体为最优。

因此在此正交实验设计条件下，A水平取A_1，C水平取C_2，B水平取B_1或B_2，均可使整体为最优。

4.1.3.3　验证实验

依据正交试验实验组内所得最优数据组（$A_1B_1C_2$、$A_1B_2C_2$）分别制得片剂，测定崩解时限（X）和脆碎度（Y），结果见表4-4。

表4-4　正交试验结果验证实验

制剂配方	崩解时限（X）/min	脆碎度（Y）/%	休止角/（°）
$A_1B_1C_2$	5.53	0.14	35
$A_1B_2C_2$	5.66	0.25	40

由表4-4正交实验结果验证可知，制剂工艺$A_1B_1C_2$处方和$A_1B_2C_2$处方结果接近，正交试验结果验证实验验证了上述综合平衡法结论的正确。

由表4-4结果可知，通过正交实验设计和综合平衡法所制得的保健食品红景天咀嚼片，片剂脆碎度指标数值改善明显，崩解时限指标数值在可控范围之内，二者处于一种平衡状态。

综合考虑综合平衡法试验验证结果和实际应用中增加单位给药剂量可以

方便服用的原则，最终选择 $A_1B_1C_2$，即浸膏：微晶纤维素：甘露醇：单晶冰糖=20：17：8：6 作为保健食品红景天咀嚼片制剂工艺配方。

4.2　红景天咀嚼片质量标准研究

4.2.1　实验样品

红景天浸膏，本实验室制备。

4.2.2　主要仪器试剂

主要检测仪器：Agilent-1260 型高效液相色谱仪、减压干燥箱、岛津 2550 型紫外-可见分光光度计、METTLER AE-240 型电子分析天平、OLympus CX21、BX41 型光学显微镜、甲醇、乙腈（色谱纯，美国 TEDIA 公司）、高纯水。

4.2.3　感官情况

感官指标确定结果见表4-5。

表 4-5　感官指标

项目	要求
色泽	应为棕黄色至棕褐色的素片
滋味及气味	应具有红景天特有气味，味甘、苦、涩
性状	应为干燥均匀的素片

4.2.4　理化指标

4.2.4.1　水分

按《中华人民共和国药典》一部附录烘干法规定的方法进行测定。计算供试品中的含水量（％）。

经过对多批样品进行试验，结果显示，红景天咀嚼片的水分在0.1％~2％之间，确定本品的水分不得高于 2.0％。

4.2.4.2 灰分

按照《中华人民共和国药典》一部附录（总灰分测定法）规定的方法进行测定。

经过对多批样品进行试验，结果显示，红景天咀嚼片的灰分在0.7%~4.9%之间，确定红景天浸膏的灰分不得高于5.0%。

4.2.4.3 重金属测定

分别按 GB 5009.11—2014《食品安全国家标准　食品中总砷及无机砷的测定》、GB 5009.12—2017《食品安全国家标准　食品中铅的测定》、GB 5009.15—2014《食品安全国家标准　食品中镉的测定》、GB 5009.17—2021《食品安全国家标准　食品中总汞及有机汞的测定》规定的方法进行测定。

经对多批浸膏砷、铅、镉、汞、铜测定结果，根据 WM/T 2—2004《药用植物及制剂外经贸绿色行业标准》、GB 2762—2022《食品安全国家标准　食品中污染物限量标准》、GB 16740—2014《食品安全国家标准　保健食品》。规定砷、铅、镉、汞、铜限度指标见表4-6。

表4-6　砷、铅、镉、汞、铜测定结果及限度指标

元素	测定值/（mg·kg^{-1}）	限度指标/（mg·kg^{-1}）
砷	0.03~0.49	0.5
铅	未检出	0.2
镉	0~0.27	0.3
汞	未检出	0.2
铜	0.03~0.34	0.5

4.2.4.4 红景天咀嚼片蛋白质和脂肪测定

（1）凯氏定氮法测定红景天咀嚼片片剂蛋白质含量。

①试验样品：红景天咀嚼片剂（磨成粉末）。

②试验试剂：本实验中所用的试剂均为各厂家的分析纯，如蒸馏水、硫

酸铜、硫酸钾、浓硫酸。

③实验步骤。

a. 试验样品消化。称取红景天咀嚼片剂（磨成粉末）2.0260g，硫酸铜0.2g，硫酸钾6g，浓硫酸20mL，依次加入500mL消化瓶中（粉末应使用纸卷成纸筒送入消化瓶中）。轻摇后，瓶口放一小漏斗，瓶以45°角斜支于电热套上小心加热（初始温度为200℃），加热半小时待内容物全部炭化，泡沫完全停止，有白烟生成。然后提高温度（温度为330℃）加热一小时后液体呈蓝绿色并澄清透明，再加热半小时，取下放冷，备用。

b. 蒸馏和吸收。冷却后连接蒸馏装置，将冷凝管下端插入接收瓶的液面之下（注：瓶内预先应该加入2~3滴混合指示剂及60mL 2%硼酸溶液，颜色为淡紫色），在消化瓶内放100mL蒸馏水和玻璃珠数粒，通过小漏斗加入60mL 40%氢氧化钠溶液（瓶内溶液为蓝黑色），安装好蒸馏装置（注：安全管应插到液面以下三分之二处），加热蒸馏（温度为185℃），待烧瓶中液体减少至三分之一时（蒸馏两个小时），将冷凝管下端提出液面再蒸馏10min，用少量水冲洗冷凝管下端后停止蒸馏，取下接收瓶准备滴定。同时做一试剂空白（除不加样品以外，从消化开始操作完全相同）。

c. 滴定。此时接收瓶内液体为淡绿色。用0.6077mol/L硫酸标准滴定溶液滴定至终点（溶液为灰色），pH 5.4。

d. 计算结果。试样中蛋白质的含量按式（4-1）进行计算。

$$X = \frac{(V_1 - V_2) \times c \times 0.0140}{m \times V_3 / 100} \times F \times 100 \tag{4-1}$$

式中：X——试样中蛋白质的含量，g/100g；

V_1——试液消耗硫酸或盐酸标准滴定液的体积，mL；

V_2——试剂空白消耗硫酸或盐酸标准滴定液的体积，mL；

V_3——吸取消化液的体积，mL；

c——硫酸或盐酸标准滴定溶液浓度，mol/L；

0.0140——1.0mL硫酸［c（1/2H_2SO_4）= 1.000mol/L］或盐酸［c（HCl）= 1.000mol/L］标准滴定溶液相当的氮的质量，g；

m——试样的质量，g；

F——氮换算为蛋白质的系数，一般食物为6.25。

e. 实验结果。按照上述实验步骤进行操作，结果见表4-7。

表4-7 红景天咀嚼片剂蛋白质含量

实验结果	第一次 实验结果	第二次 实验结果	第三次 实验结果	平均值
(X) / $(g \cdot 100g^{-1})$	1.87	1.56	1.90	1.77

从表4-7可以得出结论，每100g红景天咀嚼片剂中含有蛋白质1.77g。

（2）依据 GB/T 14772—2008 测定红景天咀嚼片剂粗脂肪含量，未见检出。

4.3 红景天咀嚼片中含量测定方法的方法学考察

4.3.1 仪器设备

高效液相色谱仪（Agilent 1260 带自动进样器）；超声波清洗器（昆山市超声仪器有限公司）；电子分析天平（BP-211D）；索氏提取器。

4.3.2 试剂

红景天咀嚼片（本实验室制备）；红景天苷对照品（国家标准物质中心）；色谱纯甲醇（天津市四友精细化学品有限公司）；色谱纯乙腈（天津市四友精细化学品有限公司）；超纯水（电阻率大于18.25）。

4.3.3 色谱条件

色谱柱（C-18）；流动相：甲醇—乙腈—水（150∶150∶2700）；检测波长为276nm；柱温30℃；理论板数按红景天苷峰计算不应低于7000。

4.3.4 分析步骤

4.3.4.1 对照品的制备

取红景天苷对照品适量，精密称定，加50%甲醇溶解并定容，制成每1mL含100μg红景天苷的对照品溶液。

4.3.4.2　试样的制备

取红景天咀嚼片，除去薄膜衣，精密称定，研细，取约 1g，精密称定，置具塞三角烧瓶中，精密加入 50% 甲醇 50mL，称定重量，回流提取 1h，放冷，再称定重量，用 50% 甲醇补足减失的重量，过滤，取续滤液，即得。

4.3.5　结果分析

4.3.5.1　线性关系试验

精密称取 2.2305mg 红景天苷对照品，置于 50mL 容量瓶中，加甲醇溶解并定容至刻度，摇匀，制成每 1mL 含 0.0446μg 的溶液。吸取 1μL、3μL、5μL、10μL、15μL、20μL 体积的标准溶液，分别注入液相色谱仪，以对照品溶液含量（μg）为横坐标，以峰面积值（Y）为纵坐标，绘制标准曲线，计算回归方程。实验数据如表 4-8 所示。

表 4-8　红景天苷曲线方程相关数据

进样体积/μL	1	3	5	10	15	20
红景天苷的质量/μg	0.0446	0.1338	0.2230	0.4460	0.6690	0.8920
峰面积	6517	19688	33012	66948	99354	133710

根据数据，制成红景天苷标准曲线，如图 4-1 所示。

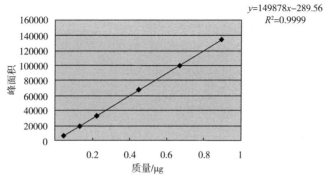

图 4-1　红景天苷标准曲线

如图 4-1 可知，所得曲线方程为 $y = 149878x - 289.58$；其相关系数 $R^2 =$ 0.9999。在试验所设计的浓度范围内，红景天苷曲线方程的线性关系非常好，满足定量分析的需求。

分别取 6 份红景天样品，除去薄膜衣，精密称定，研细，取约 1g，精密称定，置具塞三角烧瓶中，精密加入 50% 甲醇 50mL，称定重量，回流提取 1h，放冷，再称定重量，用 50% 甲醇补足减失的重量，过滤，取续滤液，测得数据如表 4-9 所示。

表 4-9　红景天咀嚼片中红景天苷的含量

进样	1	2	3	4	5	6
样品峰面积	36505	35786	38244	34692	35291	34812
样品含量/μg	0.2455	0.2407	0.2571	0.2334	0.2374	0.2342

4.3.5.2　精密度试验

精密度是指在规定的条件下，同一份均匀供试品，经多次取样测定所得结果之间的接近程度。因此，精密吸取同一份红景天苷对照品溶液，注入液相色谱仪，重复进样 6 次，峰面积值如表 4-10 所示。

表 4-10　精密度试验结果

进样	1	2	3	4	5	6
峰面积	67169	66887	67210	67122	67074	67176
含量	0.4501	0.4482	0.4504	0.4498	0.4495	0.4501

$$\overline{X} = \frac{67169 + 66887 + 67210 + 67122 + 67074 + 67176}{6} = 67106$$

$$SD = \sqrt{\frac{\sum_{i=1}^{n}(x_i - \overline{x})}{n-1}} = \sqrt{\frac{25756}{5}} = 71.77$$

$$\mathrm{RSD} = \frac{SD}{\overline{X}} \times 100\% = \frac{71.77}{67106} \times 100\% = 0.11\%$$

经计算，其色谱峰面积 RSD 值为 0.11%，测得实验结果表明仪器本身的精密度良好。

4.3.5.3　稳定性试验

精密吸取同一批号供试品溶液，分别在 0、2h、4h、8h、12h 内注入液相色谱仪中，用同一个方法测定含量，并重复进样 6 次，峰面积值如表 4-11 所示。

表 4-11　稳定性试验结果

进样	1	2	3	4	5	6
峰面积	88174	90823	93149	90795	92778	90789
含量	0.5902	0.6079	0.6234	0.6077	0.6210	0.6077

$$\overline{X} = \frac{88174 + 90823 + 93149 + 90795 + 92778 + 90789}{6} = 91084.7$$

$$SD = \sqrt{\frac{\sum_{i=1}^{n}(x_i - \overline{x})}{n-1}} = \sqrt{\frac{15840625.2}{5}} = 1779$$

$$RSD = \frac{SD}{\overline{X}} \times 100\% = \frac{1779}{91084.7} \times 100\% = 1.95\%$$

经计算，其色谱峰面积 RSD 值为 1.95%，实验结果表明 12h 内供试品溶液中红景天苷成分基本稳定不变。

4.3.5.4　重现性试验

精密吸取同一批号的供试品溶液，取样 6 份，分别用同一个方法在同一条件下测定其含量。重复进样 6 次，峰面积值如表 4-12 所示。

表 4-12　重现性试验结果

进样	1	2	3	4	5	6
峰面积	92505	92204	92118	92651	91977	92389
含量	0.6191	0.6171	0.6166	0.6201	0.6156	0.6184

$$\overline{X} = \frac{92505 + 92204 + 92118 + 92651 + 91977 + 92389}{6} = 92307$$

$$SD = \sqrt{\frac{\sum_{i=1}^{n}(x_i - \overline{x})}{n-1}} = \sqrt{\frac{319494}{5}} = 253$$

$$RSD = \frac{SD}{\bar{X}} \times 100\% = \frac{253}{92307} \times 100\% = 0.27\%$$

经计算，其色谱峰面积 RSD 值为 0.27%，实验结果表明本法具有良好的重现性。

4.3.5.5 回收率试验

回收率试验是验证仪器稳定性的一个重要指标。因此，应该精密称取已知含量的供试品 1.0012g，称取 6 份，再分别精密加入一定量的对照品溶液，依法测定，计算回收率，结果如表 4-13 所示。

表 4-13 回收率试验结果

进样	1	2	3	4	5	6
样品峰面积	36505	35786	38244	34692	35291	34812
样品含量	0.2455	0.2407	0.2571	0.2334	0.2374	0.2342
加标量	0.4501	0.4482	0.4504	0.4498	0.4495	0.4501
总峰面积	98758	97784	100552	96912	97468	97068
总含量	0.6609	0.6544	0.6728	0.6486	0.6523	0.6496
回收率/%	92.3	93.1	92.9	93.3	93.9	93.1

实验结果表明，本方法回收率良好。测定结果具有很高的可信度，适合作为本品的含量测定。

4.4 红景天咀嚼片中标志性成分的含量测定

4.4.1 方法原理

样品经超声提取后，采用高效液相色谱法测定，用外标法定量。

4.4.2 仪器试剂

电子分析天平（感量为 0.00001g）、超声波清洗仪、高效液相色谱仪（带紫外检测器，276nm 波长）、甲醇（分析纯、色谱纯）、超纯水（符合 GB/T 6682 规定的一级水）、红景天苷对照品、酪醇对照品（由中国食品药品检定研究院提供）。

4.4.3　色谱条件及系统适用性试验

4.4.3.1　色谱条件

（1）色谱柱：以十八烷基硅烷键合硅胶柱为填充剂（色谱柱：Welch Ultimate AQ-C18 250mm×4.6mm 或同类规格色谱柱）。

（2）流动相：甲醇—乙腈—水（5∶5∶90）。

（3）紫外检测器，276nm 波长，流速 1.0mL/min，柱温 300℃。

4.4.3.2　系统适用性

红景天苷与酪醇的分离度应大于 1.5，理论板数按红景天苷峰计算不应低于 4000。

4.4.4　操作方法

4.4.4.1　取样

参照《中华人民共和国药典》附录的方法取样。

4.4.4.2　对照品溶液的制备

分别精密称取红景天苷对照品、酪醇对照品（精确至 0.00001g），分别加50%甲醇制成每 1mL 分别含红景天苷 100μg 的溶液，酪醇 100μg 的溶液，分别作为对照品溶液。

4.4.4.3　供试品溶液的制备

取本品粉末约 1g（精确至 0.0001g），精密称定，置具塞三角烧瓶中，精密加入 50%甲醇 50mL，称定重量，回流提取 1h，取出，放置至室温，加 50%甲醇补足重量，摇匀。用微孔滤膜（0.45μm）滤过，取续滤液，即得。

4.4.4.4　测定方法

分别精密吸取对照品溶液与供试品溶液各 10μL 注入高效液相色谱仪，测定，按外标法计算，即得。

4.4.5 结果计算

红景天浸膏中红景天苷的含量按式（4-2）计算：

$$红景天苷（g/100g）= \frac{A_x \times C \times V \times 100}{A_s \times M \times 1000 \times (1-X)}$$ （4-2）

式中：A_x——供试品溶液色谱图中红景天苷的峰面积；

A_s——对照品溶液色谱图中红景天苷的峰面积；

C——对照品溶液中红景天苷的浓度，mg/mL；

V——供试品溶液的体积，mL；

M——试样质量，g；

X——样品水分含量，%。

红景天浸膏中酪醇的含量按式（4-3）计算：

$$酪醇（g/100g）= \frac{A_x \times C \times V \times 100}{A_s \times M \times 1000 \times (1-X)}$$ （4-3）

式中：A_x——供试品溶液色谱图中酪醇的峰面积；

A_s——对照品溶液色谱图中酪醇的峰面积；

C——对照品溶液中酪醇的浓度，mg/mL；

V——供试品溶液的体积，mL；

M——试样质量，g；

X——样品水分含量，%。

红景天苷计算结果保留至小数点后一位。酪醇计算结果保留至小数点后两位。

4.4.6 允许差

在重复性条件下获得的两次独立测定结果的绝对差值不得超过算术平均值的5%。

4.4.7 测定结果（表4-14、表4-15）

表4-14 红景天咀嚼片中红景天苷含量测定结果及限度指标

对照品红景天苷峰面积均值	供试品红景天苷峰面积均值	红景天咀嚼片红景天苷含量/（mg·g⁻¹）
191982.5	33337	8.927

对照品红景天苷 峰面积均值	供试品红景天苷 峰面积均值	红景天咀嚼片 红景天苷含量/（mg·g^{-1}）
191982. 5	330189. 5	8. 845

红景天浸膏按干燥品计算，红景天苷含量应不少于 0.5g/100g。

表 4-15　红景天咀嚼片中酪醇含量测定结果及限度指标

对照品红景天苷 峰面积均值	供试品红景天苷 峰面积均值	红景天咀嚼片 酪醇含量/（mg·g^{-1}）
191982. 5	164002	2. 476
191982. 5	168471. 5	2. 544

红景天咀嚼片按干燥品计算，酪醇含量应不少于 0.1g/100g。

4.4.8　结论

红景天药材中含有丰富的红景天苷，红景天苷有抗疲劳、抗衰老、免疫调节、抗肿瘤、解毒、清除自由基等多种药理作用。本实验通过检测红景天咀嚼片中红景天苷，并对实验方法进行了系统的研究，建立了红景天苷快速、有效、准确的检测方法。对红景天药材中红景天苷进行检测具有很高的推广价值。

4.5　红景天咀嚼片的药效研究

4.5.1　急性毒性及抗缺氧作用研究

4.5.1.1　试验材料及仪器

（1）材料。

红景天咀嚼片（根据第一部分工艺，由本课题组提供）。

小鼠（SPF级昆明种小鼠，购于长春高新动物中心，雌雄各半，健康适龄）；咖啡粉（购于上海华开实业有限公司）；钠石灰。

（2）仪器。

小鼠灌胃器；200mL 广口瓶；智能恒温电热套（郑州长城科工贸有限公司）；离心机（上海安亭科技仪器厂）；AL104 型电子天平。

4.5.1.2 试验方法

急性毒性试验最大给药量实验，小鼠 20 只，每组 10 只，随机分为给药组和对照组。给药组：以本品可供的最大体积（0.4mL/kg）给予（以小鼠体重均重 20g 计，最大给药量约 9.8g/kg）。给药前一天晚上开始禁食不禁水 12h后，第二天开始给药，给药时间间隔为 3h，连续给药 7 次，间隔期间禁食不禁水。对照组：给予等量的蒸馏水。给药后 12h 观察给药后各组动物有无异常和死亡情况，记录小鼠中毒发生时间、持续时间、恢复期、死亡数量等。

常压下红景天咀嚼片对缺氧模型小鼠耐受力实验：取 56 只小鼠随机分为4 组，每组 14 只，称重并计算给药量，将以上 4 组小鼠分为空白对照组和红景天提取液高剂量组、中剂量组和低剂量组，各组小鼠自由摄食和饮水。高、中、低剂量组每天分别灌胃红景天煎剂 10.0g/kg、5.0g/kg、2.5g/kg，对照组灌胃同体积的蒸馏水。每天早上 7：00 对小鼠进行禁食不禁水，下午 3：00给药，每次给药 3h 后，小鼠正常进食，连续 7d，末次给药 24h 后进行指示检测，根据《保健食品检验与评价技术规范（2003 版）》功能学评价试验方案中提高缺氧耐受力功能检验方法，将小鼠逐个放入装有 15g 钠石灰的 200mL广口瓶中，瓶盖周围涂抹凡士林密封，使之不漏气，加盖后立即计时，以小鼠呼吸停止作为指标，详细记录小鼠因缺氧而死亡的时间。

4.5.1.3 试验结果

（1）急性毒性试验给药剂量和结果。

急性毒性试验给药剂量和结果见表 4-16。

表 4-16　急性毒性试验结果

剂量和结果	第 1 次给药	第 2 次给药	第 3 次给药	第 4 次给药	第 5 次给药	第 6 次给药	第 7 次给药
给药量/mL	0.4	0.4	0.4	0.4	0.4	0.4	0.4
死亡情况	无死亡	无死亡	无死亡	无死亡	无死亡	无死亡	无死亡

结论：小鼠灌胃后未见异常和死亡，表明本研究所用红景天浸膏实际无

急性毒性类物质。

（2）常压下红景天浸膏对缺氧模型小鼠耐受力的影响。

统计学方法：试验数据见表4-17，计数资料采用 SPSS 单因素方差分析，统计结果见表4-18。

表4-17 常压下小鼠不同条件下缺氧存活时间（$\bar{x}\pm s$）

分组		给药剂量/（g·kg^{-1}）	存活时间/min
空白对照组			28.42±6.25
红景天提取液试验组	低剂量组		26.76±8.35
	中剂量组		27.08±6.56
	高剂量组		30.63±5.87*

* 显著性水平为 0.05。

表4-18 灌胃不同浓度红景天咀嚼片后各组小鼠存活时间/min

小鼠编号	1	2	3	4	5	6	7
空白组	26.43	31.11	32.45	27.56	28.65	24.33	
低浓度组	26.58	25.11	24.36	28.25	25.89	29.86	27.25
中浓度组	29.26	27.31	26.29	29.81	28.38	26.1	22.39
高浓度组	30.58	31.64	32.31	29.16	29.82	30.25	

本实验结果表明，红景天咀嚼片可不同程度延长小鼠存活时间，并且使小鼠抗缺氧能力有所升高。

4.5.1.4 讨论

按《食品安全性毒理学评价程序》的标准要求，小鼠连续给药 7 次后无死亡和异常情况，由此说明小鼠日内给予红景天咀嚼片最大给药量为 9.8g/kg，折算成人体为 89.18g/kg，按成人体重为 70kg 为依据，日给药量为 6242.6g，因此该药是安全的，并且高剂量红景天咀嚼片给药组可以提高小鼠的耐缺氧能力。

4.5.2 抗衰老作用研究

4.5.2.1 材料与方法

（1）药物及试剂。

Trizol、RT-PCR 试剂盒（大连宝生物有限公司），β-半乳糖苷酶（Sigma 公司）。

实验动物斑马鱼由中国海洋大学生命科学院提供。

（2）试验方法。

野生型斑马鱼在处理的前一天，将斑马鱼进行雌雄分离，并于第二天上午进行交配后收集鱼卵，在28℃条件下培养，取孵育正常的斑马鱼幼胚置于24微孔板中，每一微孔板15只斑马鱼幼胚，设置3次重复，每一处理分别设置空白对照组，红景天咀嚼片低浓度组、中浓度组和高浓度组（0.6%、1.2%、1.8%）进行处理，每天更换1次培养液，连续处理3d，搜集样品，进行基因表达分析。

4.5.2.2 实验结果

（1）红景天咀嚼片不同给药剂量对斑马鱼生长及发育的影响。

给药处理24h后，统计了各处理对斑马鱼存活的影响，结果见图4-2。分析结果表明，低浓度组及中浓度组给药对斑马鱼的发育影响不大，但高浓度组处理使斑马鱼的生存受到影响，与对照相比达到0.05显著水平。此外，高浓度组处理除引起斑马鱼高的致死率外，对斑马鱼的发育也产生了明显的影响，在高浓度给药下，斑马鱼表现为生长弯曲的畸形生长状态（图4-3），这也许是导致斑马鱼致死的主要原因。

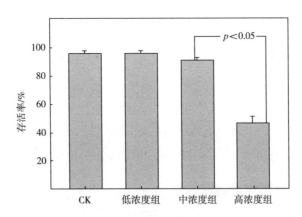

图4-2　红景天咀嚼片处理对斑马鱼存活的影响

（图中数据为30个斑马鱼胚胎的标准差）

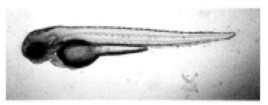

（a）发育正常的斑马鱼

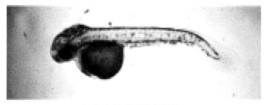

（b）生长畸形的斑马鱼

图 4-3　斑马鱼

（2）红景天咀嚼片不同给药剂量对斑马鱼衰老相关基因表达的影响。

$p53$-$p21$ 是一条重要的与衰老相关的信号通路，$p21$ 在转录水平由 $p53$ 活化，主要介导端粒依赖和各种应激条件如 DNA 损伤等引起的衰老。因此本实验中，我们首先检测红景天咀嚼片对斑马鱼模型动物 $p53$ 信号转导通路的影响，结果表明，低浓度处理可以明显降低 $p53$、$p21$ 基因的表达，中浓度给药处理与对照相比，基因 $p53$ 和 mdm2 表达量无明显差别，高浓度组处理则增加 $p53$ 和 $p21$ 基因表达（表 4-19）。

表 4-19　红景天咀嚼片不同浓度给药处理斑马鱼后的基因表达影响

基因	空白组	低浓度给药组	中浓度给药组	高浓度给药组
mdm2	1.0012±0.0599	1.0000±0.0080	1.0915±0.1706	1.0057±0.0061
$p53$	1.0008±0.0492	0.9377±0.0110	1.0118±0.0736	1.7252±0.0206
$p21$	1.5301±0.0370	1.4242±0.0262	1.4579±0.0273	1.8095±0.0473

4.5.2.3　讨论

衰老的过程和其他生理过程一样，由经典的信号通路和转录因子所调节。其中最经典的细胞衰老途径为 $p16$INK4a-Rb 和 $p53$-$p21$WAF1/CIP1-Rb 途径。目前已发现这两条衰老途径中基因 $p16$ 或 $p21$ 过高表达均可使衰老细胞中活性氧自由基 ROS 水平上升和积聚而诱导衰老。本研究主要评价 $p53$-$p21$WAF1/

CIP1-Rb 途径中上游基因 *p53*、下游相关基因 mdm2、基因 *p21*、基因 bax 以及与细胞复制和衰老紧密相关的基因 tert 表达情况。

p53 基因被认为是机体肿瘤相关基因，在不同应激程度和条件下，可分别发挥调控机体细胞修复、衰老、凋亡和永生（肿瘤）等不同生理作用。*p21* 在转录水平由 *p53* 活化，主要介导端粒依赖和各种应激条件下引起的细胞衰老，为正相关表达。mdm2 与 *p53* 构成逆回路，mdm2 过表达可封闭 *p53* 介导的反式激活作用，使 *p53* 功能丧失。bax 是极重要的促细胞凋亡基因之一，tert 的表达量高低提示机体激活端粒酶的能力。

在红景天咀嚼片低浓度给药时（0.6%），基因 *p53* 和 *p21* 表达量与空白对照组相比明显降低；中浓度组给药（1.2%）基因 *p53* 和 bax 与对照相比无明显变化；高浓度组给药（1.8%基因 *p53* 和基因 *p21* 与对照相比表达增加）。提示红景天咀嚼片具有一定的抗氧化及抗衰老作用。

4.5.3 抗氧化作用研究

4.5.3.1 材料、试剂和仪器

（1）材料。

红景天咀嚼片由本实验室提供。

（2）试剂。

试剂均为分析纯。红景天浓度为 0、0.1%、0.05%、0.01% 和 0.005%。

4.5.3.2 试验方法

（1）羟自由基清除率的测定。

取 2mL 样液，依次加入 2mL FeSO$_4$（6mmol/L）、2mL 水杨酸（6mmol/L），混匀静置 10min 后，加入 2mL H$_2$O$_2$（6mmol/L），混匀，静置 30min，于波长 510nm 处测定吸光度 A_1；用蒸馏水代替 A_1 组 2mL H$_2$O$_2$（6mmol/L），测定吸光度 A_2；用蒸馏水代替 A_1 组 2mL 样液，测定吸光度 A_0。

OH 自由基的清除率的计算见式（4-4）：

$$E(\cdot OH)(\%) = \left[1 - \frac{(A_1 - A_2)}{A_0}\right] \times 100\% \tag{4-4}$$

式中：A_1——样液与水杨酸竞争·OH 清除的吸光度；

A_2——样液对·OH 清除的吸光度；

A_0——水杨酸对·OH 清除的吸光度。

（2）超氧阴离子自由基（$O_2^-·$）清除率的测定。

向 4.5mL Tris-HCl（0.05mol/L，25℃预热）中加入 50μL 样液，然后加入 25μL 邻苯三酚（45mmol/L，以 0.01mol/L 盐酸配制），25℃准确反应 3min，迅速滴加 50μL 10%抗坏血酸，立即于 332nm 波长处测定吸光度 A_1。

向 4.5mL Tris-HCl（0.05mol/L，25℃预热）中加入 50μL 样液，3min 后滴加 50μL 10%抗坏血酸，立即于 332nm 波长处测定吸光度 A_2（即不加邻苯三酚）；用 50μL 蒸馏水代替 A_1 组 50μL 样液，测定吸光度 A_0。

$O_2^-·$ 清除率计算见式（4-5）：

$$E(O_2^-·) = \frac{A_0 - A_1 + A_2}{A_0} \times 100\%$$（4-5）

式中：A_1——样液跟邻苯三酚反应后的吸光度；

A_2——样液本身的吸光度；

A_0——邻苯三酚自氧化的吸光度。

（3）DPPH 自由基清除能力的测定。

向 2.5mL DPPH 乙醇溶液（0.1mmol/L，以 95%乙醇配置）中加入 0.5mL 样液，振荡混匀，避光放置（30min，室温），立即于 517nm 处测定吸光度 A_1；用 2.5mL 95%乙醇溶液代替 A_1 组 2.5mL DPPH 乙醇溶液，测定吸光度 A_2；用 0.5mL 蒸馏水代替 A_1 组 0.5mL 样液，测定吸光度 A_0。

DPPH 自由基清除能力计算见式（4-6）：

$$E(DPPH·)(\%) = \left[1 - \frac{(A_1 - A_2)}{A_0}\right] \times 100\%$$（4-6）

式中：A_1——样液与 DPPH 溶液混匀的吸光度；

A_2——样液与乙醇溶液混匀的吸光度；

A_0——蒸馏水与 DPPH 溶液混匀的吸光度。

4.5.3.3　实验结果

红景天咀嚼片对羟自由基、超氧阴离子自由基及 DPPH 清除率测定结果如表 4-20 所示。从表 4-20 中可知，随着红景天咀嚼片浓度的增加，对羟自由基、超氧阴离子自由基、DPPH 清除率增加，表明红景天咀嚼片具有一定的抗氧化能力。

表 4-20　红景天咀嚼片对羟自由基、超氧阴离子自由基和 DPPH 清除率的影响

浸膏浓度/%	羟自由基/%	超氧阴离子自由基/%	DPPH/%
0.1	10.06	96.33	89.00
0.05	9.52	91.33	83.67
0.01	4.79	91.0	77.67
0.005	1.06	87.65	51.33

4.5.3.4　讨论

人体衰老的主要原因是随着年龄的增长，清除体内自由基的能力下降，而自由基已经成为引起人体 85% 的各种疾病的根源。研究表明，活性氧自由基可通过氧化还原反应损害蛋白质、DNA 等生物大分子，导致蛋白质变性、交联，酶活性丧失，基因突变等，进而导致免疫功能下降、脑血管疾病、肝损伤和癌症等。因此，额外摄入抗氧化剂对于清除这些自由基来说就成为必然的途径。寻找成本低廉又适合于人体的抗氧化剂一直是科学界研究的热点，相比于人工合成的抗氧化剂，天然抗氧化剂更具有广泛的开发和利用前景。

由于红景天所含化学成分中有一大类为鞣质类成分，因此，实验数据中羟自由基清除率效果不好。但是由其他体外抗氧化实验可以证实，红景天咀嚼片具有抗氧化活性。

4.6　其他红景天抗氧化产品的研制

4.6.1　红景天冲剂

4.6.1.1　材料与设备

（1）材料和试剂。

①材料：红景天原药材。

②试剂：糊精；乳糖；糖粉；95%乙醇。

（2）仪器与设备。

圆底烧瓶；天平；冷凝管；恒温电热套；蒸发皿；研钵；药筛；恒温干燥箱（天津市泰斯特仪器有限公司 202-2AB 型电热恒温干燥箱）；离心机（上海安亭科技仪器厂）。

4.6.1.2　实验方法

（1）工艺流程。

红景天浸膏→制备干膏→加辅料（糊精：乳糖＝1：0.5）→制软材→造粒→整粒→成品

（2）操作要点。

①制备软材：按比例将烘干的原药材研成粉末与辅料混合均匀，喷涂少量的乙醇溶液作为润湿剂制备软材，要求软材捏可成团、轻压即散。

②造粒与整粒：将软材过 16 目筛网制粒，放入干燥箱中 65℃烘干 15min，16 目筛网整粒。

（3）辅料添加顺序及种类配比考察。

通过查阅大量文献，并进行预实验，初步确定：辅料种类及配比为糊精：乳糖＝1：0.5 和糊精：糖粉＝1：3 两种；添加辅料顺序为先烘干浓缩液后加辅料及先加辅料后烘干两种方法，见表 4-21。

表 4-21　辅料添加顺序及种类配比考察

红景天	糊精	乳糖	糖粉	烘干	润湿	辅料添加	结果分析
18g	18g	9g		110℃	85%乙醇	先加	黏度较大，制粒困难
18g	18g	9g		110℃	85%乙醇	后加	颗粒饱满，硬度适中
18g	18g		54g	110℃	85%乙醇	先加	黏度大，无法制粒
18g	18g		54g	110℃	85%乙醇	后加	黏度较大，制粒困难

结论：通过实验结果可得到辅料添加顺序为先烘干后加辅料，种类配比为 1：1：0.5。

（4）烘干温度及润湿剂的单因素考察。

考察烘干温度时称取红景天浓缩液100g，放入干燥箱中，分别选用烘干温度120℃、110℃、65℃进行烘干，耗时分别为5h、5h、14h，结果见表4-22。

在润湿剂的单因素考察时称取红景天浓缩液100g，放入干燥箱中110℃烘干，取出，研成细粉，称取红景天粉末18g，加入糊精18g，乳糖9g，搅拌均匀，分别对润湿剂浓度为95%乙醇、90%乙醇、90%乙醇二次制粒、85%乙醇进行单因素试验考察，实验结果见表4-23。

表4-22　烘干温度考察

红景天粉末	糊精	乳糖	烘干温度	润湿剂	辅料添加顺序	结果分析
18g	18g	9g	120℃	65℃	后加	黏度较大，制粒困难
18g	18g	9g	110℃	65℃	后加	颗粒饱满，硬度适中
18g	18g	9g	65℃	65℃	后加	颗粒饱满，但耗时长

结论：通过实验得到最佳的烘干温度为110℃。

表4-23　润湿剂考察

红景天粉末	糊精	乳糖	烘干温度	润湿剂	辅料添加顺序	结果分析
18g	18g	9g	110℃	95%乙醇	后加	软材成团难，成颗粒难
18g	18g	9g	110℃	90%乙醇	后加	成团性不好，颗粒松散
18g	18g	9g	110℃	90%乙醇二次	后加	颗粒松散，溶解性良好，硬度不够
18g	18g	9g	110℃	85%乙醇	后加	颗粒饱满，溶解效果好，硬度适中

结论：通过表4-23可以看出最佳的润湿剂浓度为85%乙醇。通过以上实验得到最佳的冲剂配方为：红景天粉末∶糊精∶乳糖=1∶1∶0.5，辅料添加顺序为先烘干后加辅料，烘干温度为110℃，润湿剂浓度为85%乙醇。

4.6.1.3　冲剂的检测分析

（1）外观性状。

颗粒呈棕褐色，手感干燥，气微苦，味甜，颗粒均匀，色泽一致，无吸潮、软化、结块、潮解等现象。

（2）粒度。

粒度测定采用双筛分法即称取重量为 30g 的供试品，置一号筛中，下放五号筛，保持水平状态左右往返过筛，边筛动边轻叩 3min，取不能通过一号筛与能通过五号筛的颗粒及粉末，称定重量，计算百分比。

粒度合格率（%）＝［合格颗粒／（干粉膏的重量+辅料的重量）］×100%

（3）水分。

精密称定 2.0g 颗粒，打开瓶盖在 105℃ 干燥 5h，盖好瓶盖，置于干燥器中冷却 30min，精密称定，再在 105℃ 干燥 1h，冷却，称重，至连续两次称重差异不超过 8.0% 为止。

（4）溶化性的测定。

取 10g 颗粒，加热水 200mL，搅拌 5min，立即观察，可溶性颗粒应全部溶化，允许有轻微浑浊，但不得有异物。

（5）干燥失重。

105℃ 干燥至恒重，含糖颗粒应在 80℃ 减压干燥，减失重量不得超过 2.0%。

（6）装量差异检查法。

取供试品 10 袋，除去包装，分别精密称定每袋内容物的重量，求出内容物的重量与平均装量。每袋装量与平均装量超出装量差异限度的颗粒剂不得多于 2 袋，并不得有 1 袋超出装量差异限度 1 倍，颗粒剂的平均装量差异限度见表 4-24。

表 4-24　装量差异限度表

平均装量或装量差异	装量差异限度
1.0g 及以下	±10%
1.0g 以上至 1.5g	±8%
1.5g 以上至 6.0g	±7%
6.0g 以上	±5%

结论：根据实验得到最佳装量差异符合以上规定。

4.6.1.4　冲剂的检测项目考察及结果

（1）水分。

水分含量测量结果见表 4-25。

表 4-25　水分含量测定表

项目	质量/g		
	1	2	3
器皿恒重	87.2806	90.4808	89.8001
颗粒	1.9964	2.0324	1.9189
第一次称定	89.2770	92.5132	91.7201
第二次称定	89.2781	92.5137	91.7190

实验表明：水分测定的结果符合《药典》中水分测定要求。

（2）溶化性。

取 10g 颗粒，加热水 200mL，搅拌 2min，颗粒已全部溶化，且没有任何异物。

4.6.1.5　结论

本实验以红景天水提取浸膏为原料，通过单因素试验初步确定制备红景天冲剂的配方为浸膏∶糊精∶乳糖＝1∶1∶0.5，采用普通湿法制粒所用润湿剂用 85% 乙醇制成中药冲剂成品。

按照《药典》通则冲剂的检测项目，对所得成品进行考察，结果证明上述配方和制备工艺合理，所得红景天冲剂性状等均符合《药典》通则中冲剂检测项下的要求，可以进行下一步深入研究。

4.6.2　红景天泡腾颗粒剂

4.6.2.1　材料、仪器和试剂

（1）材料。

红景天浸膏。

（2）仪器。

蒸发皿；玻璃棒；研钵；100 目、16 目、40 目标准筛；恒温干燥箱（天津市泰斯特仪器有限公司 202-2AB 型电热恒温干燥箱）。

（3）试剂。

柠檬酸；糊精；乳糖；氢氧化钠；95%乙醇。

4.6.2.2　试验方法

（1）红景天泡腾颗粒剂的制备。

红景天原药材→制备浸膏→烘干研磨→加辅料（柠檬酸∶碳酸氢钠＝
1∶1）加乙醇润湿→制软材→造粒→整粒→成品

（2）操作要点。

①制备浸膏：取红景天300g切成小块与6000mL水置于容器中进行煎煮，
至水沸腾后开始计时，两小时后用纱布过滤，将过滤后的滤液收集，滤渣继
续进行煎煮，加入6000mL水，至水沸腾后再用纱布进行过滤，将两次得到的
滤液合并，浓缩至300mL，制成1∶1浸膏。

②制备软材：将烘干的浸膏研成粉末，按照比例加入辅料糊精与乳糖，
将柠檬酸和碳酸氢钠分别单独加入浸膏粉中与辅料混合均匀，分别制粒，喷
洒乙醇溶液作为润湿剂，制粒，将得到的两批次颗粒再进行混合制粒。

制备软材时要求为捏可成团、轻压即散。

③造粒与整粒：将软材过16目筛网进行制粒，放入干燥箱中65℃烘干
15min取出，过16目筛网整粒。

（3）泡腾颗粒剂的检测分析。

①外观性状：颗粒呈棕褐色，手感干燥，气微苦，味甜，颗粒均匀，色
泽一致，无吸潮、软化、结块、潮解等现象。

②粒度：粒度测定采用双筛分法，即称取重量为30g的供试品，放到一
号筛中，下面放上五号筛，保持水平状态左右反复过筛，边筛动边轻叩3min。
取不能通过一号筛与能通过五号筛的颗粒及粉末，称定重量，计算百分比。

粒度合格率（%）＝合格颗粒／（干粉膏的重量+辅料的重量）×100%

③水分：精密称定2g颗粒，打开瓶盖在105℃干燥5h，盖好瓶盖，置于
干燥器中冷却0.5h，精密称定，再在105℃干燥1h，冷却，称重，直至连续
两次称重差异不超过5mg为止。

④溶化性的测定：取10g颗粒，加热水200mL，搅拌5min，立即观察，
可溶性颗粒应全部溶化，允许有轻微浑浊，但不得有异物。

⑤干燥失重：105℃干燥至恒重，含糖颗粒应在80℃减压干燥，减失重量
不得超过2.0%。

⑥装置差异检查法：取供试品 10 袋，除去包装，分别精密称定每袋内容物的重量，求出内容物的重量与平均装量，每袋装量与平均装量超出装量差异限度的颗粒剂不得多于两袋，并不得有 1 袋超出装量差异限度 1 倍，颗粒剂的平均装量差异限度见表 4-26。

表 4-26 装量差异限度表

平均装量或装量差异	装量差异限度	平均装量或装量差异	装量差异限度
1.0g 及 1.0g 以下	±10%	1.5g 以上至 6.0g	±7%
1.0g 以上至 1.5g	±8%	6.0g 以上	±5%

（4）泡腾与溶解性的检查。

《药典》泡腾颗粒的检测：泡腾颗粒检查法取供试品 3 袋，将内容物分别转移至盛有 200mL 水的烧杯中，水温为 15~25℃，应迅速产生气体而呈泡腾状，5min 内颗粒均应完全分散或溶解在水中。颗粒剂按上述方法检查，均不得有异物，中药颗粒还不得有焦屑。混悬颗粒以及已规定检查溶出度或释放度的颗粒剂可不进行溶化性检查。

4.6.2.3 结果与分析

（1）配方设计。

查阅参考文献并通过前期预实验发现，乳糖和糊精作为稀释剂比较适合红景天浸膏，初步确定辅料选用糊精与乳糖且比例为 2∶1 较适合；柠檬酸和碳酸氢钠的比例经前期预试也初步确定了大体比例为 1∶1 比较合适，添加工艺为分别制粒，在此基础上通过单因素实验确定辅料的最终用量，结果见表 4-27、表 4-28。

表 4-27 单因素考察实验（糊精、乳糖）

主辅料	1 号配方	2 号配方	3 号配方	4 号配方	5 号配方	6 号配方	7 号配方	8 号配方	9 号配方
红景天浸膏/g	50	50	50	50	50	50	50	50	50
糊精/g	2.8	2.9	3.0	3.1	3.2	3.3	3.4	3.5	3.6
乳糖/g	1.4	1.45	1.5	1.55	1.6	1.65	1.7	1.75	1.8

实验结果分析：通过口感和外观性状分析，发现 1、2、3、4 号配方随着

糊精和乳糖等比例增加以后颗粒外观性状有显著提升，直到 5 号配方以后外观性状都达到了较为理想的水平，但 6~9 号配方制备出的颗粒较硬，影响崩解速度。

表4-28 单因素考察实验（柠檬酸、碳酸氢钠）

主辅料	1 号配方	2 号配方	3 号配方	4 号配方	5 号配方	6 号配方	7 号配方	8 号配方	9 号配方
红景天浸膏/g	50	50	50	50	50	50	50	50	50
糊精/g	3.2	3.2	3.2	3.2	3.2	3.2	3.2	3.2	3.2
乳糖/g	1.6	1.6	1.6	1.6	1.6	1.6	1.6	1.6	1.6
柠檬酸/g	3.3	3.4	3.5	3.6	3.7	3.8	3.9	4.0	4.1
碳酸氢钠/g	3.3	3.4	3.5	3.6	3.7	3.8	3.9	4.0	4.1

取 4~8 号配方共 5 个实验组的泡腾颗粒，分别倒入含有 100mL 水的容器中，观察其泡腾溶解性，结果见表4-29。

表4-29 各实验泡腾颗粒的考察结果

实验编号	外观	黏连性	溶解性（5min）	外观性状
4 号配方	浅褐色颗粒	触之即散	泡腾溶解	苦涩，微有柠檬味
5 号配方	深褐色颗粒	易结块	泡腾溶解	较苦，有柠檬味
6 号配方	微浅褐色颗粒	易结块	泡腾溶解	微苦，有柠檬味
7 号配方	深褐色颗粒	结块，触之不散	泡腾溶解	苦涩，柠檬味浓烈
8 号配方	深褐色颗粒	板结，硬度较大	泡腾溶解	柠檬味浓烈

实验结果分析：通过分析制剂的气味和崩解速度，发现 1~3 号配方随着柠檬酸和碳酸氢钠等比例增加以后颗粒的柠檬芳香和崩解速度都有显著的提升，直到 4 号配方以后柠檬的芳香和崩解速度都达到了较为理想的水平，5~9 号配方柠檬芳香过于浓烈，有刺鼻感，崩解速度无明显改善。

（2）实验结果。

通过以上单因素考察实验，初步确定处方为红景天浸膏、糊精、乳糖、柠檬酸、碳酸氢钠，其具体配比见表4-30。

表 4-30　配方表

序号	名称	用量/g	作用
1	红景天浸膏	50	主药
2	糊精	3.2	稀释剂
3	乳糖	1.6	稀释剂
4	柠檬酸	3.6	崩解剂
5	碳酸氢钠	3.6	崩解剂

结果表明：通过单因素考察实验，确定了合适的处方，其制粒效果好，颗粒硬度适中，溶解性高，溶解后残留物少，可以认为得到理想的泡腾颗粒剂配方。

4.6.2.4　结论

本实验以红景天水提取浸膏为原料，通过单因素试验初步确定制备红景天泡腾颗粒剂的配方（浸膏：糊精：乳糖：碳酸氢钠：柠檬酸 = 25：1.6：0.8：1：1）。

按照《药典》通则泡腾颗粒剂的检测项目对所得成品进行考察，结果证明，上述配方和制备工艺合理，所得红景天泡腾颗粒剂性状等均符合《药典》通则中冲剂检测项下的要求，可以进行下一步深入研究。

4.6.3　红景天胶囊

4.6.3.1　材料与设备

①材料：红景天原药材及其浸膏。

②试剂：可溶性淀粉；硬脂酸镁。

③仪器与设备：圆底烧瓶；天平；冷凝管；恒温电热套；蒸发皿；研钵；药典筛。

4.6.3.2　实验方法

（1）工艺流程。

　　　　　水　　　　　　　　　　　　　　　　　　　　烘干　　　硬脂酸镁
　　　　　↓　　　　　　　　　　　　　　　　　　　　↓　　　　↓
红景天原药材→回流提取→制备浓缩液→加辅料（可溶性淀粉）→粉碎→混匀→灌装→成品

（2）操作要点。

①制备红景天浸膏。

②添加辅料：按 1：1 比例将上述红景天浓缩液与辅料可溶性淀粉搅拌均匀，放入干燥箱中 110℃烘干，取出粉碎过 100 目筛，称量，加入 0.5% 的硬脂酸镁混合均匀。

③灌装胶囊：取 0 号胶囊壳，将上述粉末利用胶囊灌装器灌入 0 号胶囊。

④制剂稳定性考察实验：为考察制剂的稳定性，将铝塑泡罩包装好后，37℃，湿度 75% 恒温恒湿箱中相对放置一个月，胶囊外观无明显变化、未发生潮解，故认为制剂是稳定的。

（3）胶囊的检测分析。

①水分：精密称定 2g 胶囊内容物，置于干燥瓶，打开瓶盖在 105℃干燥 5h，盖好瓶盖，置于干燥器中冷却 30min，精密称定，再在 105℃干燥 1h，冷却，称重，除另有规定外，重量差不得超过 9.0%。

②装量差异：除另有规定外，取供试品 10 粒，分别精密称定重量，倾出内容物（不得损伤囊壳），硬胶囊壳用器具洗刷干净；软胶囊或内容物为半固体或液体的硬胶囊囊壳用乙醚等挥发性溶剂拭净，置通风处使溶剂挥尽，再分别精密称定囊壳重量，求出每粒内容物的装量与平均装量。每粒装量与平均装量相比较（有标示装量的胶囊剂，每粒装量应与标示装量比较），超出装量差异限度的不得多于两粒，并不得有 1 粒超出装量差异限度 1 倍，胶囊剂的装量差异限度见表 4-31。

表 4-31　装量差异限度表

平均装量或标示差异/g	装量差异限度
0.30g 以下	±10%
0.30g 及 0.30g 以上	±7.5%（中药±10%）

③崩解时限：硬胶囊或软胶囊，除另有规定外，取供试品 6 粒，按片剂的装置与方法（化学胶囊如漂浮于液面，可加挡板；中药胶囊加挡板）进行检查。硬胶囊应在 30min 内全部崩解，软胶囊应在 1h 内全部崩解，以明胶为基质的软胶囊可在人工胃液中进行检查。如有 1 粒不能完全崩解，应另取 6 粒复试，均应符合《药典》规定。

4.6.3.3 结果与分析

（1）制剂配方和工艺单因素考察及结果。

由于本品是水提浸膏，故需加入适量辅料以防止药材的干浸膏药粉吸潮，并增加干浸膏药粉的流动性，根据预实验配方和初步工艺筛选结果，初步确定可溶性淀粉为较合适的辅料，淀粉具有价格便宜、防潮性较好的特性，但其流动性不佳，因此加入0.5%硬脂酸镁以改善流动性。辅料种类及配比考察如下。

实验一：（a）红景天浓缩液20g，加入可溶性淀粉20g，搅拌均匀，放入干燥箱中110℃烘干5h，取出粉碎，过100目筛，称量12.467g，加入硬脂酸镁0.062g，混合均匀，灌装胶囊；（b）红景天浓缩液20g，加入可溶性淀粉10g，搅拌均匀，放入干燥箱中110℃烘干5h，取出粉碎，过100目筛，称量5.789g，加入硬脂酸镁0.029g，混合均匀，灌装胶囊。结果分析：根据灌装结果，1:1的实验方法胶囊内容物较高，说明相同状态下，其粉末流动性较好，因此选用此方法，结果见表4-32、表4-33。

表4-32　第一次实验2:1辅料配比装量差异

总重/g	壳重/g	内容物/g	平均装量/g	平均装量内容物/g
0.4893	0.0971	0.3922	0.3999	0.0077
0.5037	0.1001	0.4036	0.3999	0.0037
0.4935	0.0961	0.3974	0.3999	0.0025
0.5045	0.0984	0.4061	0.3999	0.0062
0.4952	0.0971	0.3981	0.3999	0.0018
0.5049	0.0971	0.4078	0.3999	0.0079
0.4976	0.1003	0.3973	0.3999	0.0026
0.4944	0.0972	0.3972	0.3999	0.0027
0.4897	0.0991	0.3906	0.3999	0.0093
0.5113	0.1021	0.4092	0.3999	0.0093

表4-33　第一次实验1:1辅料配比装量差异

总重/g	壳重/g	内容物/g	平均装量/g	平均装量内容物/g
0.5492	0.0971	0.4521	0.4375	0.0146

总重/g	壳重/g	内容物/g	平均装量/g	平均装量内容物/g
0.5328	0.0991	0.4337	0.4375	0.0038
0.5113	0.0982	0.4131	0.4375	0.0244
0.5527	0.1042	0.4485	0.4375	0.0111
0.5326	0.0971	0.4355	0.4375	0.0021
0.5414	0.0943	0.4471	0.4375	0.0096
0.5474	0.0942	0.4352	0.4375	0.0023
0.5396	0.0963	0.4433	0.4375	0.0058
0.5212	0.1041	0.4171	0.4375	0.0204
0.5488	0.0991	0.4497	0.4375	0.0122

实验二：工艺放大验证实验：（a）红景天浓缩液 250g，加入可溶性淀粉 250g，搅拌均匀，放入干燥箱中 110℃烘干 5h，取出粉碎，过 100 目筛，称量 141g，加入硬脂酸镁 0.71g，混合均匀，灌装胶囊；（b）红景天浓缩液 300g，加入可溶性淀粉 150g，搅拌均匀，放入干燥箱中 110℃烘干 5h，取出粉碎，过 100 目筛，称量 82g，加入硬脂酸镁 0.41g，混合均匀，灌装胶囊。

结果分析：根据灌装结果，证明 1∶1 的实验方法芯材流动性较好，灌装率较高，因此选择 1∶1 辅料配比的方法，结果见表 4-34、表 4-35。

表 4-34 第二次实验 2∶1 辅料配比装量差异

总量/g	壳重/g	内容物/g	平均装量/g	平均装量内容物/g
0.5413	0.0921	0.4492	0.4111	0.0381
0.5647	0.0941	0.4706	0.4111	0.0595
0.5432	0.0991	0.4441	0.4111	0.0331
0.5558	0.0971	0.4587	0.4111	0.0476
0.5563	0.0971	0.4592	0.4111	0.0481
0.5547	0.1002	0.4545	0.4111	0.0434
0.5452	0.0981	0.4471	0.4111	0.0360
0.5518	0.0951	0.4567	0.4111	0.0456
0.5578	0.0961	0.4617	0.4111	0.0506

表4-35　第二次实验1∶1辅料配比装量差异

总量/g	壳重/g	内容物/g	平均装量/g	平均装量内容物/g
0.5573	0.0991	0.4582	0.4314	0.0268
0.6017	0.0992	0.5025	0.4314	0.0711
0.5813	0.0981	0.4832	0.4314	0.0518
0.5628	0.0971	0.4657	0.4314	0.0343
0.5493	0.1001	0.4492	0.4314	0.0178
0.5887	0.0982	0.4905	0.4314	0.0591
0.5904	0.0972	0.4932	0.4314	0.0618
0.5766	0.0991	0.4775	0.4314	0.0461
0.5922	0.0981	0.4941	0.4314	0.0627

（2）《药典》胶囊的检测项目考察及结果。

①装量差异：1∶1配比所制得制剂装量差异符合《药典》规定。

②水分测定（表4-36、表4-37）：

表4-36　第一批水分含量测定表

检测项目	样品1/g	样品2/g	样品3/g
器皿恒重	88.0210	87.1035	88.5027
器皿加入待测物	2.0594	1.5652	1.5138
第一次称定	90.0804	88.6687	90.0165
第二次称定	90.0925	88.6733	90.0254
重量差	0.0134%（<9%）	0.0051%（<9%）	0.0098%（<9%）

表4-37　第二批水分含量测定表

检测项目	样品1/g	样品2/g	样品3/g
器皿恒重	91.4248	84.8687	86.7212
器皿加入待测物	2.0444	2.0154	1.9716
第一次称定	93.4692	86.8841	88.6987
第二次称定	93.4694	86.6857	88.7001
重量差	0.0002%（<9%）	0.2283%（<9%）	0.0015%（<9%）

4.6.3.4　结论

本实验以红景天水提取浸膏为原料，通过单因素试验初步确定制备红景天胶囊配方的辅料（可溶性淀粉）与原材粉末之比为1∶1，再加入硬脂酸镁0.5%混合均匀。按照《药典》胶囊的检测项目考察，结果证明上述配方和制备工艺合理，所得红景天胶囊性状等均符合《药典》胶囊剂检测项下的要求，可以进行下一步深入研究。

4.6.4　红景天咖啡口服液

4.6.4.1　材料、仪器和试剂

（1）材料。

红景天；纯咖啡粉（购于上海华开实业有限公司）；果葡糖浆（购于保龄宝生物有限公司）；香精（购于上海爱美喜食商贸有限公司）。

（2）仪器。

智能恒温电热套（郑州长城科工贸有限公司）；电冰箱（北京海信电器）；电子天平；离心机（上海安亭科技仪器厂）；紫外分光光度计（上海精密科学仪器有限公司制造）。

（3）试剂。

没食子酸对照品（四川省维克生物科技有限公司）；无水碳酸钠（分析纯沈阳市华东试剂厂）；钨酸钠（分析纯，天津市化学试剂四厂）；磷钼酸（分析纯，天津市大茂化学试剂厂）；磷酸（分析纯，天津市风船化学试剂科技有限公司）；蒸馏水。

4.6.4.2　实验方法

（1）红景天口服液的初步配方研究。

各取红景天药材10g，分别加纯咖啡粉0.5g、1g、1.5g、2g、3g、4g、5g、10g，将红景天药材和纯咖啡粉置500mL烧杯中，加蒸馏水200mL，混匀，置智能恒温电热套中200℃微沸1h，冷却，用纱布过滤，滤液备用，残渣加蒸馏水200mL，微沸1h，冷却，用纱布过滤，合并滤液，残渣弃去，将滤液放置冰箱中冷藏沉淀过夜，取出滤液，将滤液置离心机中离心20min，

4000r/min，合并上清液，将上清液置智能恒温电热套中200℃浓缩至60mL，冷却，再将浓缩液置离心机中离心20min，4000r/min，合并上清液，在上述8种上清液中分别加入0.2g、0.3g、0.5g、1g、1.5g、2g、2.5g、3g果葡糖浆和香精适量，混匀，选取20名感观评价员对其进行品尝，结果见表4-38。

表4-38 不同质量的纯咖啡粉、果葡糖浆添加量对红景天口服液口感的影响

红景天/g	纯咖啡粉/g	果葡糖浆/g	颜色	气味	口感
10	0.5	0.2	浅黄棕色	药材原有气味	涩味，无甜味
10	1	0.3	黄棕色	药材原有气味	涩味，无甜味
10	1.5	0.5	黄棕色	药材原有气味	涩味，少量苦味，无甜味
10	2	1	浅棕色	药材原有气味并伴有少量咖啡味	涩味，苦味均无变化，无甜味
10	3	1.5	棕色	药材原有气味并伴有咖啡味	涩味，苦味均减少
10	4	2	深棕色	咖啡味并伴有少量药材气味	涩味无苦味减少微甜
10	5	2.5	褐色	咖啡味	涩味无，微苦
10	10	3	深褐色	浓咖啡味	涩味无，苦味浓无甜味

由表4-38可知通过上述实验可以确定红景天口服液的初步配方为：红景天药材10g、纯咖啡粉4g、果葡糖浆2g、香精适量。所制得的红景天口服液通过品尝口感良好，使红景天口服液中的酸涩感减弱。

（2）提取方法单因素考察。

分别取红景天药材10g，纯咖啡粉4g，选择加水量、提取时间、提取温度等因素，在前期实验基础上，用回流提取方法对其进行单因素考察。

在考察加水量时，选用200℃提取温度、提取时间1h，加水量选取100mL、200mL、300mL 3个水平；在考察提取时间时，选用加水量200mL、提取温度200℃、提取时间选取30min、1h、2h 3个水平；在考察提取温度时，选用加水量200mL、提取时间1h、提取温度选取40℃、60℃、80℃、100℃、200℃、250℃ 6个水平。分别考察提取液中多糖和鞣质的含量，将上述不同方法所获得的提取液，用蒸馏水定容至100mL，取25mL测多糖含量，剩余75mL测鞣质含量（以下同），结果见表4-39~表4-41。

表 4-39 加水量考察结果

加水量/mL	多糖含量/（mg·mL^{-1}）	质量百分数/%
100	69.6	6.96
200	68	6.8
300	85.6	8.56
400	84.7	8.47

表 4-40 提取时间考察结果

提取时间/h	多糖含量/（mg·mL^{-1}）	质量百分数/%
0.5	61.2	6.12
1	52.8	5.28
2	76	7.6
3	76.9	7.69

表 4-41 提取温度考察结果

提取温度/℃	多糖含量/（mg·mL^{-1}）	质量百分数/%
40	56.4	5.64
60	68	6.80
80	54	5.40
100	64	6.40
200	69.6	6.96
250	74.8	7.48

由表 4-39～表 4-41 可知，当回流提取加水量为 300mL、提取时间 2h、提取温度 250℃时，其多糖含量较高。

（3）鞣质的含量测定。

根据《中华人民共和国药典》2015 年版（四部）制剂通则 2202 项下，对所制得的红景天口服液进行鞣质的含量测定。

①对照品溶液制备：精密称取没食子酸对照品 50mg，置 100mL 棕色容量瓶中，用纯化水溶解并稀释至刻度，精密量取对照品溶液 5mL，置 25mL 棕色容量瓶中，用纯化水稀释至刻度，摇匀，即得。

②标准曲线的制备：精密量取对照品溶液 0.5mL、1.0mL、2.0mL、

3.0mL、4.0mL、5.0mL，分别置 25mL 棕色容量瓶中，各加入磷钼钨酸试剂 1mL，分别加水 11.5mL、11mL、10mL、9mL、8mL、7mL，用 29% 的碳酸钠溶液稀释至刻度，摇匀，静置 30min，以蒸馏水为空白，用紫外可见分光光度法，在 760nm 的波长处测定吸光度（表 4-42），以吸光度为纵坐标，浓度为横坐标，绘制标准曲线，见图 4-4。

表 4-42　不同浓度对照品溶液测定的吸光度值

体积/mL	浓度/（mg·mL⁻¹）	吸光度（A）
0.5	0.0009	0.312
1.0	0.002	0.353
2.0	0.004	0.460
3.0	0.006	0.544
4.0	0.008	0.605
5.0	0.010	0.703

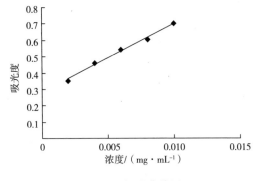

图 4-4　标准曲线图

由表 4-42 和图 4-4 可知，没食子酸对照品溶液在 2～10mg/mL 的浓度范围内具有良好的线性关系，回归方程为：$y=0.958x+0.674$，$r=0.9999$。

③测定法——总酚：精密称取上述单因素考察中的 12 个样品溶液各 0.1mL、置 25mL 棕色容量瓶中，分别加入磷钼钨酸试剂 1mL、水 10mL，用 29% 的碳酸钠溶液稀释至刻度，摇匀，静置 30min，以蒸馏水为空白，用紫外分光光度计在 760nm 的波长处测定吸光度，从标准曲线中读出供试品溶液中没食子酸的量（mg），计算，即得，见表 4-43～表 4-45。

表 4-43　加水量不同时测得总酚的吸光度

药材∶加水量	总酚/mg	吸光度（A）
1∶10	0.0532	0.725
1∶20	0.0825	0.753
1∶30	0.1503	0.818

表 4-44　提取时间不同时测得总酚的吸光度

提取时间/h	总酚/mg	吸光度（A）
0.5	0.0553	0.727
1	0.0564	0.728
2	0.1608	0.828

表 4-45　提取温度不同时测得总酚的吸光度

提取温度/℃	总酚/mg	吸光度（A）
40	0.0731	0.744
60	0.0929	0.763
80	0.0230	0.696
100	0.1180	0.787
200	0.1242	0.793
250	0.0094	0.683

④不被吸附的多酚：精密量取上述单因素考察中的 12 个样品溶液各 25mL，加入盛有干酪素 0.6g 的 250mL 具塞锥形瓶中，密塞，置 20~30℃水浴锅中保温 1h，并时时振摇，取出，放冷，摇匀，过滤，弃去初滤液，精密量取续滤液 0.1mL，置 25mL 棕色容量瓶中，各加入磷钼钨酸试剂 1mL，水 10mL，测定其吸光度，从标准曲线中读出供试品溶液中没食子酸的量（mg），计算，即得，实验结果见表 4-46~表 4-48。

表 4-46　加水量不同时测得不被吸附的多酚的吸光度

药材∶加水量	不被吸附的多酚/mg	吸光度（A）
1∶10	0.0125	0.686
1∶20	0.0177	0.691
1∶30	0.0157	0.689

表 4-47　提取时间不同时测得不被吸附的多酚的吸光度

提取时间/h	不被吸附的多酚/mg	吸光度（A）
0.5	0.0093	0.683
1	0.0563	0.728
2	0.0167	0.690

表 4-48　提取温度不同时测得不被吸附的多酚的吸光度

提取温度/℃	不被吸附的多酚/mg	吸光度（A）
40	0.0626	0.734
60	0.0021	0.676
80	0.0094	0.683
100	0.0835	0.754
200	0.0229	0.696
250	0.0041	0.678

⑤按下式计算鞣质的含量：鞣质含量＝总酚量－不被吸附的多酚量。实验结果见表 4-49~表 4-51。

表 4-49　加水量不同时鞣质的含量

药材∶加水量	鞣质的含量/mg
1∶10	0.0407
1∶20	0.0648
1∶30	0.1346

表 4-50　提取时间不同时鞣质的含量

提取时间/h	鞣质的含量/mg
0.5	0.0460
1	0.0001
2	0.1513

表 4-51　提取温度不同时鞣质的含量

提取温度/℃	鞣质的含量/mg
40	0.0105

提取温度/℃	鞣质的含量/mg
60	0.0908
80	0.0136
100	0.0345
200	0.1013
250	0.0053

由表4-49~表4-51可知，当回流提取加水量为100mL、提取时间1h、提取温度250℃时，其鞣质含量较低。

由于本研究的总体研究方向为红景天抗缺氧、耐疲劳药效作用的产品开发，其鞣质类成分抗氧化活性对上述药效作用不大，结合本实验室其他药理试验结果，确定矫正红景天口服液的初步提取工艺为红景天药材10g，纯咖啡粉4g，加水300mL，置250℃的电热套中回流提取2h。

（4）验证试验。

根据上述实验所得的实验结果进行验证性实验，取红景天药材10g，纯咖啡粉4g，加水300mL，置250℃的电热套中回流提取2h，测其口服液中多糖含量为80.4mg/mL，鞣质含量为0.0051mg。

按上文方法，添加辅料果葡糖浆、香精制成口服液，仍让"红景天口服液的初步配方研究"的20名感观评价员品尝，口感与开始配方差别不大。以此为红景天口服液的较优提取条件，以待后续深入开发研究。

4.7　红景天咀嚼片的制备

称取适量红景天的浓缩液，依次加入适量微晶纤维素搅拌均匀，适量甘露醇搅拌均匀，放入干燥箱内烘干，烘干温度为120℃，烘干后研磨，研后细粉过100目筛，即得药粉。药粉加入单晶冰糖细粉（单晶冰糖细粉过100目筛，药粉量：单晶冰糖细粉量=4.7：3），搅拌均匀，喷洒适量95%乙醇，使细粉捏之成团，压之即散，用16目筛制粒，50℃低温烘干颗粒，烘干后的颗粒过16目筛后，用60目筛除去细粉，在制好的颗粒中加入千分之一的硬脂酸镁，混匀，压片。

4.7.1 处方筛选

以《药典》附录所规定片剂项下的外观、性状等相应要求为考核指标，通过初步试验确定影响红景天片剂硬度的主要因素为单晶冰糖与微晶纤维素，影响其口感的主要因素为甘露醇，且单晶冰糖还影响片剂表面的光滑美观。此外，综合考虑甘露醇、单晶冰糖还具有调节口味的作用，硬脂酸镁加入可以增强颗粒的流动性，用以减少片重差异。

4.7.2 质量考察

依据《药典》附录片剂项下要求。

《药典》脆碎度：片重为 0.65g 或以下者取若干片，使其总重约为 6.5g；片重大于 0.65g 者取 10 片。用吹风机吹去片剂脱落的粉末，精密称重，置圆筒中，转动 100 次。取出，同法除去粉末，精密称重，减失重量不得过 1%，且不得检出断裂、龟裂及粉碎的片。本试验一般仅做 1 次。如减失重超过 1% 时，应复测 2 次，3 次的平均减失重量不得过 1%，并不得检出断裂、龟裂及粉碎的片。

本实验制得片剂，单片重均在 0.65g 以下，所以总片重不足 6.5g，因此按照取全总片重大于 6.5g 的要求，取数片约 6.5g，用吹风机吹去片剂脱落的粉末，万分之一电子天平精密称重，置脆碎度检查仪圆筒中，转速 25r/min，转动 100 次。取出，同法除去粉末，精密称重。转动前片重（X）、转动后片重（Y）与脆碎度间的公式为：

$$脆碎度 = Y/X \times 100\%$$

《药典》崩解时限：取样品 6 片置于吊篮的玻璃管中，将吊篮挂于崩解仪的金属支架上，按照《药典》规定：浸膏（半浸膏）片各片均应在 1h 内全部崩解，如果有一片不能崩解，另取 6 片复试。

本实验制得片剂，每份样品取 6 片置于吊篮的玻璃管中，将吊篮挂于崩解仪的金属支架上，浸入水缸中，水缸中盛有温度 38℃ 的水，筛网至缸底最小间距 25mm，吊篮升降距离 55mm。

记录每份样品中 6 片全部崩解溶散或成碎粒并通过筛网所需时间。

4.7.3 响应面实验

正交设计仅能从试验预先设定的几个水平中优选组合，它得到的最佳工艺条件并非真实意义的最佳条件，只能说是几个水平中优选组合的理想条件，无法给出整个区域上各因素水平范围内的最佳组合条件，进而给出最优响应值。响应面分析法（RSM）是一种寻找多因素系统中最佳条件的数学统计方法。由于采用了合理的实验设计，能以最经济的方式，用很少的实验数量和时间对实验进行全面研究，能在整个考察区域上确定各个因素的最佳组合及最优响应值。

本研究以实验室所制得的红景天咀嚼片剂的成分配方，即浸膏：微晶纤维素：甘露醇：单晶冰糖 = 10 : 10 : 5 : 3，为中心数据设计试验，试图寻找到药物辅料在中试生产条件下的最佳配比。

本实验拟通过 Box-Behnken 实验设计，以崩解时限和脆碎度为考察指标，优化红景天片剂的主辅料配方比例，为红景天片剂的工业提取提供一定的参考依据。具体实验步骤为在单因素实验的基础上，选取微晶纤维素、甘露醇和单晶冰糖进行 3 因素 3 水平共 15 个试验点的 Box-Behnken 中心组合试验设计，对红景天片剂的制备工艺进行优化。分析因素与水平设计见表 4-52。

据表 4-53 得到：微晶纤维素（A）、甘露醇（B）及单晶冰糖（C）编码值与试验值间的转换公式为：$A = (Z_1 - 20) / 3$，$B = (Z_2 - 10) / 2$，$C = (Z_3 - 6) / 1$。式中 Z_1、Z_2、Z_3 分别表示微晶纤维素、甘露醇和单晶冰糖。以 A、B、C 为自变量，以红景天片剂的崩解时限和脆碎度为响应值进行响应面分析试验，试验设计与结果见表 4-53、表 4-54。

表 4-53、表 4-54 中，6、7、13 号为零点试验，其余是析因试验，零点为区域的中心点，零点试验重复 3 次，用以估计试验误差。

表 4-52　响应面分析因素与水平设计

水平	微晶纤维素/g	甘露醇/g	单晶冰糖/g
-1	17.00	8.00	5.00
0	20.00	10.00	6.00
1	23.00	12.00	7.00

表 4-53　崩解时限与脆碎度实验数据

试验号	侧前片重/g	侧后片重/g	脆碎度/%	崩解时限/s
1	2.692	2.573	1.8128	747

续表

试验号	侧前片重/g	侧后片重/g	脆碎度/%	崩解时限/s
2	4.322	4.272	0.8413	318
3	6.545	6.463	0.7510	356
4	6.525	6.476	0.3798	336
5	6.513	6.484	0.3731	448
6	5.266	5.246	1.5346	321
7	4.822	4.749	0.2475	455
8	5.443	5.401	1.1569	687
9	6.464	6.448	4.4205	686
10	6.286	6.237	0.2757	553
11	5.230	5.186	0.4977	719
12	5.897	5.875	0.4453	1176
13	6.028	5.998	0.7795	823
14	5.258	4.689	0.7716	1367
15	6.529	6.511	1.2529	596

表 4-54　响应面分析方案及实验结果分析

试验号	因素			1/崩解时限/s^{-1}	100%-脆碎度
	A	B	C		
1	-1	-1	0	0.000731529	98.1872
2	0	-1	-1	0.00139082	99.1587
3	-1	0	1	0.00297619	99.249
4	-1	0	-1	0.00311526	99.6202
5	1	-1	0	0.00085034	99.6269
6	0	0	0	0.0021978	98.4654
7	0	0	0	0.00145773	99.7525
8	1	1	0	0.00314465	98.8431
9	0	1	1	0.00133869	95.5795
10	0	1	-1	0.00167785	99.7243

续表

试验号	因素			1/崩解时限/	100%-脆碎度
	A	B	C	s⁻¹	
11	0	-1	1	0.00121507	99.5023
12	-1	1	0	0.00223214	99.5547
13	0	0	0	0.00180832	99.2205
14	1	0	1	0.0014556	99.2284
15	1	0	-1	0.00280899	98.7471

注 因响应面法求得最佳响应值为最优大值,而本实验所求崩解时限与脆碎度为最优小值,所以使用1/崩解时限与100%-脆碎度为响应值进行分析。

（1）崩解时限数据分析。

利用统计分析软件对所得数据进行分析,回归分析见表4-55,可信度分析见表4-56。

表4-55 崩解时限模型的方差分析

变异来源	平方和	自由度	均方	F比值	p	显著性
回归模型	$6.324×10^{-6}$	9	$7.027×10^{-7}$	1.23	0.4293	无显著性
A-微晶纤维素	$7.911×10^{-8}$	1	$7.911×10^{-8}$	0.14	0.7246	
B-甘露醇	$2.211×10^{-6}$	1	$2.211×10^{-6}$	3.88	0.1058	
C-单晶冰糖	$5.037×10^{-7}$	1	$5.037×10^{-7}$	0.88	0.3901	
AB	$1.575×10^{-7}$	1	$1.575×10^{-7}$	0.28	0.6214	
AC	$3.686×10^{-7}$	1	$3.686×10^{-7}$	0.65	0.4575	
BC	$6.676×10^{-9}$	1	$6.676×10^{-9}$	0.012	0.9180	
A^2	$1.121×10^{-6}$	1	$1.121×10^{-6}$	1.97	0.2196	
B^2	$1.477×10^{-6}$	1	$1.477×10^{-6}$	2.59	0.1681	
C^2	$1.736×10^{-7}$	1	$1.736×10^{-7}$	0.30	0.6046	
残差	$2.846×10^{-6}$	5	$5.693×10^{-7}$			
失拟误差	$2.572×10^{-6}$	3	$8.574×10^{-7}$	6.26	0.1409	无显著性
纯误差	$2.741×10^{-7}$	2	$1.371×10^{-7}$			
总离差	$9.170×10^{-6}$	14				

经二次回归拟合后，得到回归方程：崩解时限 $= +1.821\times10^{-3} - 9.944\times10^{-5}\times A + 5.257\times10^{-4}\times B - 2.509\times10^{-4}\times C + 1.984\times10^{-4}\times A\times B - 3.036\times10^{-4}\times A\times C - 4.085\times10^{-5}\times B\times C + 5.509\times10^{-4}\times A^2 - 6.325\times10^{-4}\times B^2 + 2.168\times10^{-4}\times C^2$。

表 4-56　崩解时限回归模型可信度分析

标准差	R^2	均值	调整 R^2
7.545×10^{-4}	0.6896	1.893×10^{-3}	0.1309
$C.V.\%$	Pred R^2	PRESS	信噪比
39.85	-3.5553	4.177×10^{-5}	3.854

由回归模型可信度分析可知，该回归模型不显著。相关系数 $R^2 = 0.6896$，说明响应值（崩解时限）有 68.96% 来源于所选变量，即微晶纤维素、甘露醇和单晶冰糖。失拟性分析表明，该回归方程无失拟性因素存在。该试验的变异系数 $= 39.85\%$。经验证为手动压片过程对各片影响不同造成不可避免的实验误差，实验方法可行。

由此分析，各因素对崩解时限的影响次序依次为：$B>C>A$，即甘露醇>单晶冰糖>微晶纤维素。

微晶纤维素（A）和甘露醇（B）对崩解时限影响的等高线和响应面见图 4-5、图 4-6。

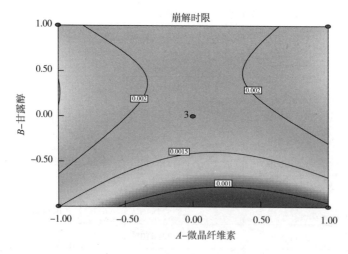

图 4-5　微晶纤维素（A）和甘露醇（B）对崩解时限影响的等高线

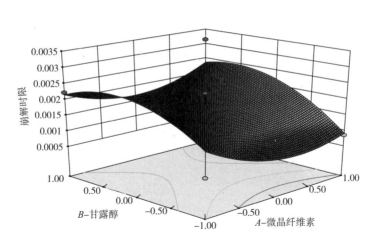

图 4-6 微晶纤维素（A）和甘露醇（B）对崩解时限影响的响应面

微晶纤维素（A）和单晶冰糖（C）对崩解时限影响的等高线和响应面见图 4-7、图 4-8。

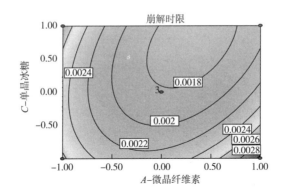

图 4-7 微晶纤维素（A）和单晶冰糖（C）对崩解时限影响的等高线

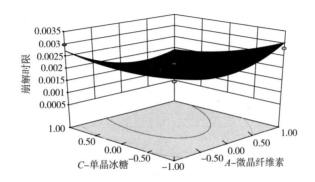

图 4-8 微晶纤维素（A）和单晶冰糖（C）对崩解时限影响的响应面

甘露醇（B）和单晶冰糖（C）对崩解时限影响的等高线和响应面见图4-9、图4-10。

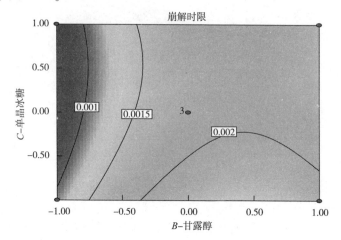

图4-9　甘露醇（B）和单晶冰糖（C）对崩解时限影响的等高线

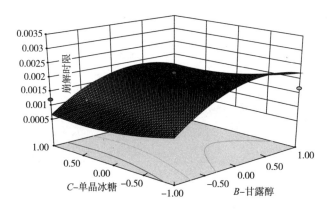

图4-10　甘露醇（B）和单晶冰糖（C）对崩解时限影响的响应面

利用统计分析软件对所得脆碎度数据进行分析，回归分析见表4-57，可信度分析见表4-58。

表4-57　脆碎度模型的方差分析

变异来源	平方和	自由度	均方	F 比值	p	显著性
回归模型	9.04	6	1.51	1.92	0.1936	有显著性
A-微晶纤维素	$3.43×10^{-3}$	1	$3.43×10^{-3}$	$4.363×10^{-3}$	0.9490	
B-甘露醇	0.96	1	0.96	1.22	0.3009	

变异来源	平方和	自由度	均方	F比值	p	显著性
C-单晶冰糖	1.70	1	1.70	2.17	0.1793	
AB	1.16	1	1.16	1.47	0.2597	
AC	0.18	1	0.18	0.23	0.6436	
BC	5.04	1	5.04	6.41	0.0352	
残差	6.29	8	0.79			
失拟误差	5.45	6	0.91	2.17	0.3484	无显著性
纯误差	0.84	2	0.42			
总离差	15.33	14				

经二次回归拟合后，得到回归方程：脆碎度$=+98.96-0.021\times A-0.35\times B-0.46\times C-0.54\times A\times B+0.21\times A\times C-1.12\times B\times C$。

表4-58　脆碎度回归模型可信度分析

标准差	R^2	均值	调整R^2
0.89	0.5898	98.96	0.2822
$C.V.\%$	Pred R^2	PRESS	信噪比
0.90	-0.9293	29.58	5.229

由回归模型可信度分析可知，该回归模型不显著。相关系数$R^2=0.5898$，说明响应值（脆碎度）有58.98%来源于所选变量，即微晶纤维素、甘露醇和单晶冰糖。失拟性分析表明，该回归方程无失拟性因素存在。该试验的变异系数$=0.90\%$。经验证为手动压片过程对各片影响不同造成不可避免的实验误差，实验方法可行。

试验得出，各因素对脆碎度的影响次序依次为：$C>B>A$，即单晶冰糖>甘露醇>微晶纤维素。

微晶纤维素（A）和甘露醇（B）对脆碎度影响的等高线和响应面见图4-11、图4-12。

微晶纤维素（A）和单晶冰糖（C）对脆碎度影响的等高线和响应面见图4-13、图4-14。

甘露醇（B）和单晶冰糖（C）对脆碎度影响的等高线和响应面见图4-15、图4-16。

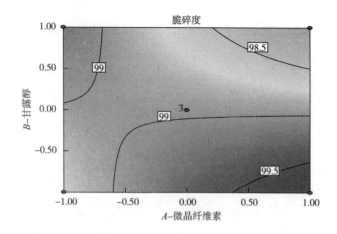

图 4-11 微晶纤维素（A）和甘露醇（B）对脆碎度影响的等高线

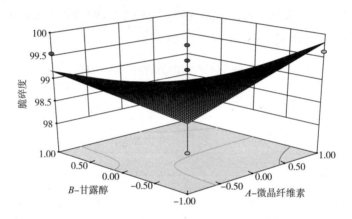

图 4-12 微晶纤维素（A）和甘露醇（B）对脆碎度影响的响应面

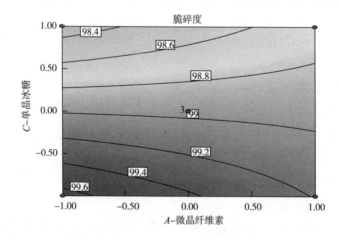

图 4-13 微晶纤维素（A）和单晶冰糖（C）对脆碎度影响的等高线

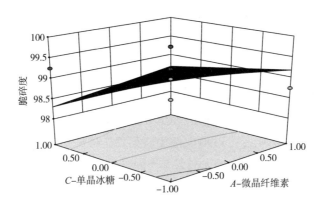

图 4-14 微晶纤维素（A）和单晶冰糖（C）对脆碎度影响的响应面

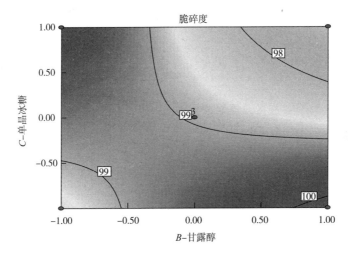

图 4-15 甘露醇（B）和单晶冰糖（C）对脆碎度影响的等高线

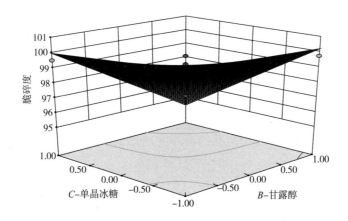

图 4-16 甘露醇（B）和单晶冰糖（C）对脆碎度影响的响应面

响应曲面图表现为曲线越陡，则说明该因素对响应值的影响越显著。而其表现为曲线平滑，则说明影响不显著，并且随其数值的增加或减少，响应值变化较小。

本实验通过响应曲面优化制剂辅料配比工艺，建立了二次多项数学模型。该方法能够给出图形，比较直观的得出各试验因素的显著性及相互作用，不受限于因素水平的影响。可以得到最优结果，而传统的正交实验设计则受限于因素水平，结果只能在各因素的水平之间进行最优组合。

（2）响应曲面实验结论。

通过上述响应曲面分析，最终得到合适的物料比为：微晶纤维素20000g，甘露醇10000g，单晶冰糖6000g。

（3）实验结果验证。

为检验方法的可靠性，采用上述最佳提取条件进行试验验证。试验方法如下。

按前述内容制备红景天提取液浸膏。

按前述内容进行物料配比，同时考虑实际实验仪器的限制，将最佳制剂辅料配比条件修正为：微晶纤维素23000g，甘露醇12000g，单晶冰糖5000g。

按前述内容要求制备红景天片剂，并考察崩解时限和脆碎度。实验数据见表4-59。

表4-59　验证性实验的崩解时限和脆碎度数据

试验	因素			测前片重/g	测后片重/g	崩解时限/s	脆碎度/%
	微晶纤维素/kg	甘露醇/kg	单晶冰糖/kg				
验证性实验	23	12	5	5.2767	5.2473	403	0.5569

由表4-59可知：实际崩解时限为6.72min，脆碎度为0.5569%。

拟合的数学模型得到的崩解时限理论预测值为5.30min，与实际崩解时限差距较大；拟合的数学模型得到的脆碎度理论预测值为0.5569%，与实际脆碎度基本符合。

由于润湿剂，颗粒水分和压片压力这3个工艺参数对片剂特性均有一定作用，其中以压力对硬度影响最为明显，其次是颗粒水分的影响。压力和润湿剂用量对崩解时限有显著影响，随着润湿剂用量和压制压力的增加，崩解时间变长。润湿剂用量对片重差异的影响要远比颗粒水分更为明显。因为本试验实验室条件限制，只能手动压片。手动压片过程对各片造成不可避免的差异性影响导致不可避免的实验误差。由此导致理论崩解时限与实际崩解时限相差较多。

脆碎度一方面与颗粒水分和压片压力有关，另一方面，更关键的还与润湿剂、黏合剂等片剂辅料的配比关系密切，因此实验过程中引入的人为误差较小，由此导致理论脆碎时限与实际崩解时限拟合较好。

（4）实验结论。

本实验证明：采用响应曲面法可以利用较少的试验次数，得到与实际情况拟合度较好的响应值、准确可靠的红景天片剂制剂辅料配比参数，据此能够减少设计片剂辅料配比时的工艺盲目性，进一步为实验提供理论依据，最终为红景天片剂的工业制备提供理论依据。响应曲面方法用于红景天片剂的制剂辅料配比工艺研究是有效可行的。

第五章　梅花鹿角多肽制备及
产品制备工艺研究

鹿业作为吉林省特色产业，具有广阔的发展前景，其所能带来的经济效益得到了越来越多的关注和重视。吉林省鹿业发展已经被纳入吉林省战略新兴产业规划。

鹿角可分为花鹿角和马鹿角。梅花鹿角主产吉林、辽宁、黑龙江、河北、北京等地。马鹿角主产黑龙江、吉林、内蒙古、新疆、青海、甘肃、云南、湖南、西藏等地。《本草纲目》："鹿角，生用则散热行血，消肿辟邪；熟用益肾补虚，强精活血。"同时，鹿角是中药鹿角胶的主要原料，药用历史已近两千年。《神农本草经》将其列为上品，称为白胶："益气力，强骨髓，补绝伤。"现代科学研究发现，鹿角中蛋白质含量丰富，有人体所必需的氨基酸7种，此外还含有无机元素、睾酮、孕酮、垂体泌乳素、雌二醇等多种物质，具有较高的食用和药用价值，鹿角多肽是从鹿角中分离得到的一类分子量在200~10000之间的具有生物活性的多肽，与大量文献报道的鹿茸多肽相关研究相比，以鹿角多肽为主题词在CNKI检索，仅可检索到10余篇相关文章，可见对鹿角多肽的文献报道较少，因此对其进行相关研究显得尤为重要。

鹿角是马鹿、梅花鹿及麋鹿等鹿类中雄性鹿骨化鹿角，其药效类似于传统的珍贵药材——鹿茸，味咸，入肝、肾经，具有行血、消肿、益肾的功效，用于治疗疮疡肿毒、乳痈初起、瘀血作痛、虚劳内伤、腰脊疼痛等症。但是药效相对比较温和，在一定意义上，为药物替代提供了一个很好的选择方向。

①对成骨活性影响：骨细胞是成骨组织中的主要细胞，是骨吸收和骨形成的主要载体。在人体中，成骨细胞负责骨的形成，破骨细胞负责骨的吸收，它们之间的平衡维持了骨重建及代谢的稳态，一旦该平衡被打破，将引发骨硬化和骨质疏松等骨骼疾病。近年来，随着生活节奏的加快及激素类药物的

使用，骨质疏松、骨坏死等问题日益严重，如何预防及治疗该类疾病成为研究热点。高智慧、王平等考察鹿角多肽对大鼠骨髓间充质干细胞（BMSCs）活性的影响，并从分子水平阐述鹿角多肽对"骨细胞"影响，结果表明浓度为 $1.261×10^{-1}$g/mL 的鹿角多肽（分子量 800~1500）可以明显增加 BMSCs 的生长周期中的增殖指数，能明显增加大鼠骨髓间充质干细胞的 ALP 值，促成骨化作用。其中，麋鹿角蛋白酶解产物可以促进体外大鼠成骨 OB 中 I 型胶原酶（type I collagen，COL1A1）的生成以及骨粘连素 mRNA 的表达，并且活性最强的为分子量在 3000~1000 的多肽片段。李娜等研究结果证实，鹿角多肽能促进氧化损伤成骨细胞 MG63 增殖、改善氧化代谢产物的数量，降低脂质过氧化物含量，保护氧化损伤的成骨细胞，促进 BMP-2 蛋白的表达，促进成骨形成。牛放等报道，鹿角脱盘胶原可以降低去卵巢所致骨质疏松大鼠血清中 ALP 活性，增加 Hyp 含量，并改善骨组织形态计量学参数及骨力学指标，实验结果证实鹿角托盘胶原对去卵巢骨质疏松大鼠有一定的治疗作用。

②抗肿瘤作用：因生物活性肽在癌症中的治疗效果以及副作用小等方面均显示出较强的优势，有望成为癌症治疗中合适的替代品。王丽虹等利用分子筛分离纯化出鹿角帽多肽及水溶性活性成分，通过注射的方法，考察其对小鼠乳腺癌细胞 MA-737 的抑制作用，结果表明，制备的活性成分及多肽能显著地增加小鼠 T 淋巴细胞的增殖作用及促进巨噬细胞的吞噬作用，抑制乳腺癌细胞的生长。还有研究表明，鹿角多肽能抑制肿瘤细胞的增殖，降低肿瘤细胞端粒酶的活性及阻止细胞 mRNA 的表达。此外，鹿角托盘提取物也能通过促进肿瘤免疫应答，抑制肿瘤的生长，减缓乳腺癌 MA-737 小鼠 T 淋巴细胞的衰竭，因此可用来进行抗肿瘤的治疗。

③类激素活性：陈玉山等研究发现鹿角帽多肽制剂能阻止戊酸雌二醇诱导的小鼠乳腺增生，并且其治疗效果强于丙酸睾丸素。张宝香等推测，鹿角帽多肽是通过增加脑中多巴胺的含量抑制催乳素的分泌，产生阻止乳腺增生的效果。何刚等对雄性小鼠持续给药鹿角多肽，能显著增加雄鼠血浆及腺垂体培养液中 LH 含量，降低雌鼠血浆和雌鼠垂体细胞培养液中 PRI 含量，证实鹿角"温阳壮肾"功效，并且可能是直接作用于腺垂体细胞促进 LH 和 T 的释放、抑制 PRL 的释放。

④抗氧化：研究表明，抗氧化活性肽能够抑制生物分子过氧化、清除自由基。动物肌肉中所含有的肌肽可逆转体内已被氧化的细胞，可抑制由血红

蛋白、金属离子、脂质氧化酶和单态氧等催化的氧化作用。某些肽和蛋白质水解物可以起到过氧化氢分解促进剂的作用，因而可降低自氧化速率。高健研究结果表明，马鹿角多肽对超氧阴离子和羟基自由基都有清除能力，增加小鼠体内 SOD 含量，降低 MDA 含量，并且鹿角多肽抗氧化活性优于鹿角蛋白。此外，鹿角多肽还可以缓解由于氧化损伤加速的骨质疏松病理进程，降低乳酸脱氢酶从 MG63 细胞中的溢出，提升 SOD 活性，促进细胞增殖。

⑤抗疲劳：通过对服用马鹿角多肽的小鼠进行负重游泳实验、血乳酸含量和肝糖原 3 个指标测定，证明马鹿角多肽具有增加小鼠负重游泳时间、增加肝糖原含量和降低血乳酸含量的作用，表明马鹿角多肽具有抗疲劳效果。史小青等每天给小鼠灌胃鹿角帽蛋白 40mg/kg、20mg/kg，连续灌胃 5d 后，检测鹿角帽蛋白 PSAB 对小鼠抗疲劳作用的影响，结果表明小鼠的游泳时间明显延长，且增加了小鼠的肾上腺皮质激素分泌。牛放实验结果证实鹿角帽蛋白能显著延长小鼠的负重游泳时间，明显增强小鼠的抗疲劳作用；加速清除小鼠的乳酸代谢物，加速恢复机能；高剂量的鹿角帽蛋白能有效地促进小鼠肝糖原的储备。

⑥抑菌活性：唐智佳考察分子量为 5000 的鹿角多肽对产气杆菌、大肠杆菌、中间葡萄球菌、绿脓杆菌等抑制作用，结果显示鹿角多肽能有效抑制细菌的生长。黄金凤等分别对鹿茸和鹿角帽水溶性蛋白的抑菌效果，结果表明，鹿角帽蛋白能显著抑制金黄色葡萄球菌、大肠杆菌及溶血链球菌的生长。肖宇奇采用双纸片扩散法，以鹿角帽粉水溶液进行抑菌试验，结果表明，鹿角帽粉能抑制青霉素、大肠杆菌和链霉素。

⑦其他作用：黄凤杰等从鹿角帽中提取分子量为 7127.6 的多肽，不仅能降低 KK-ay 小鼠的血糖水平，并且在浓度为 100μg/mL 时，能显著促进胰岛素抵抗 HepG2 细胞模型的葡萄糖消耗。邱芳萍等通过分子筛技术从鹿角帽水提物中分离纯化出一分子量在 20100~31000 的蛋白 APPB，分别对甲醛促使足部肿胀的大鼠和对醋酸致使扭体反应的小鼠进行注射，结果表明，APPB 有显著的镇痛作用；牛放通过动物试验考察了鹿角帽蛋白的药理活性，结果表明其对由二甲苯诱导的耳廓肿胀具有显著的抗炎作用。高健等研究证实马鹿角多肽能提高小鼠碳廓清吞噬指数和脾淋巴细胞增殖能力，从而提高小鼠免疫功能。在体外细胞实验中，糜鹿角蛋白及多肽显示出提高脾细胞存活率以及促增殖的作用，同能提高各类神经营养因子的 mRNA 表达。此外，鹿角多肽

可以有效抑制血管紧张素转化酶的活性，到降压作用。

生物活性肽由于具备非常好的生物活性与生理调节功能，于是成为现代科研人员的重点研究对象。目前多方学者已从动物体内及体外实验中证实了鹿角蛋白及多肽的各类生物活性。但如何制备高产率、高活性的活性肽，以及如何提高提取质量、保证纯度、简化提取纯化过程等，都是亟需研究解决的技术问题，此外，在生物活性肽制备及检测上，目前还没有有效的方法，对于鹿角多肽的临床研究也不足，导致目前市场上鹿角多肽类产品十分匮乏，亟待后续研究者进一步研究改进，以便不断推动鹿角多肽的市场化。

本项目是在吉林省大力发展大健康产业的背景下，紧紧围绕吉林省及通化医药产业城的重大需求，深入开展以鹿角为基原的系列功能性保健食品的应用基础研究和产业化关键技术创新及重大科技成果应用转化工作，形成保健品前沿技术与产业化技术紧密结合的创新链条，为健康食品产业的创新发展和国民营养健康素质的提升提供技术支撑和工程化应用服务。

5.1　梅花鹿角成分提取及抗氧化实验研究

鹿角，别名斑龙角，为鹿科动物梅花鹿或马鹿已骨化的老角，分砍角和退角两种。砍角：在 10 月至翌年 2 月间，将鹿杀死后，连脑盖骨砍下，除去残肉，洗净风干。退角：又称解角、掉角或脱角，系雄鹿于换角期自然脱落者，故不带脑骨。多在 3~4 月间采收。鹿角具有较高的食用和药用价值，是一种中药材，具有行血，消肿，益肾，治疮疡肿毒，瘀血作痛，虚劳内伤，腰脊疼痛的功效。由于鹿角营养价值丰富，许多保健食品将鹿角作为原材料进行开发利用。本研究对梅花鹿角有效成分进行提取并对其抗氧化作用进行研究，为进一步合理开发利用鹿角有效成分提供理论依据。

5.1.1　材料与方法

5.1.1.1　试剂与耗材

鹿茸及鹿角由通化市东昌区王馨梅花鹿坊提供；ABTS 试剂盒（江苏碧云天生物技术研究所）；其余试剂为分析纯。

5.1.1.2 方法

（1）成分含量测定：取不同鹿产品100g，干燥，粉碎，得到梅花鹿角及鹿茸粗粉，将粗粉用超微粉碎机粉碎，过400目筛，得梅花鹿角及鹿茸超微粉，用于成分含量测定。

（2）抗氧化实验研究：鹿茸、鹿角粉各取2g，分别加入20mL蒸馏水和甲醇，水煎煮4h，甲醇回流提取4h后减压抽滤得滤液，水提取液于水浴锅上蒸干，甲醇提取物蒸干溶剂，称重，用于抗氧化实验研究。

（3）鹿茸及鹿角水提取物体外抗氧化实验研究：分别配制5~30mg/mL不同浓度鹿茸及鹿角水提取物，超氧阴离子自由基清除率采用邻苯三酚自氧化法进行测定，羟自由基清除率采用$FeSO_4$—水杨酸法。

（4）鹿茸及鹿角水提取物及醇提取物ABTS实验：参照文献方法，取5μL样品加入96孔板中，加入200μL ABTS自由基工作液，混匀，置暗处反应20min。用酶标仪在734nm处测定OD值。每份样品平行测定3次，取平均值，计算出抑制率。

5.1.2 结果与分析

5.1.2.1 鹿茸及鹿角成分含量比较分析

将鹿茸、鹿角经干燥、粉碎等处理后，测定成分含量，结果见表5-1。

表5-1 鹿茸及鹿角成分含量

组分	鹿茸	鹿角
水分含量/%	12.05	4.31
多糖/（μg·g^{-1}）	0.987	0.991
多肽/（mg·g^{-1}）	28.12	29.70
总氨基酸/（mg·g^{-1}）	0.1180	0.00821
钙/（mg·g^{-1}）	31.0549	43.7679
铁/（mg·g^{-1}）	0.0488	0.065
锌/（mg·g^{-1}）	0.04957	0.0928
锰/（mg·g^{-1}）	0.00583	0.00738

从表5-1可以看出，鹿角中多肽、钙、铁、锌和锰含量高于鹿茸，尤其

是锌和钙的含量，分别比鹿茸高87.2%和40.94%（同一品种间差异不显著）。此外，鹿角中还含有少量的多糖和氨基酸，推测鹿角的温肾补阳作用可能与这些微量的物质有关。

5.1.2.2 鹿角水提取物对DPPH、超氧阴离子自由基和羟自由基清除率的影响

不同浓度鹿茸及鹿角水提取物对DPPH、超氧阴离子自由基和羟自由基清除率不同，总体而言，鹿角对自由基清除能力低于鹿茸，并且没有呈现出剂量依赖效应（图5-1~图5-3）。

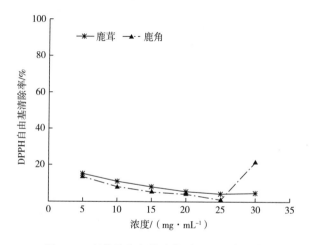

图5-1 鹿茸及鹿角提取物对DPPH清除率

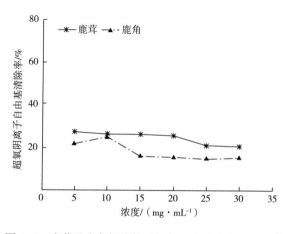

图5-2 鹿茸及鹿角提取物对超氧阴离子自由基清除率

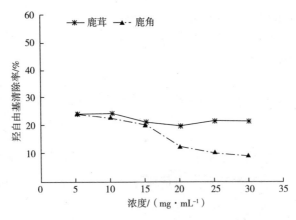

图 5-3　鹿茸及鹿角提取物对羟自由基清除率

从图 5-1~图 5-3 可以看出，鹿角提取液浓度超过 25mg/mL 对 DPPH 清除率最高为 24.58%，并且高于同等浓度下鹿茸提取物对 DPPH 清除率；鹿角提取物浓度在 10mg/mL 时对超氧阴离子自由基清除率达到最高，为 26.05%，与同等浓度下鹿茸对超氧阴离子自由基清除率（26.34%）基本相同，而对羟自由基清除率则两者均在 5mg/mL 浓度下效果最好，为 23.62%。对比体外抗氧化实验结果得知，相比于鹿茸而言，鹿角抗氧化值较低，可能是因为鹿角产品纤维化高，大部分的营养成分不能被提取出来，而样品浓度增加使杂质含量增加，导致吸光值的减小。

5.1.2.3　鹿茸及鹿角水提取物及甲醇提取物 ABTS 实验研究

为进一步探讨鹿角发挥抗氧化药理作用的有效物质，在获得水提取物不同浓度对自由基清除的基础上，以甲醇为溶剂，对鹿茸及鹿角有效成分进行提取，采用 ABTS 法比较分析 0~10mg/mL 浓度范围内两者抗氧化效果，结果见图 5-4。

从图 5-4 可以看出，鹿茸和鹿角的甲醇提取物为 10mg/mL 时有明显的抑制活性，抑制率均超过 50%，并且鹿角醇提取物抗氧化活性表现出一定的剂量依赖效应。

5.1.3　讨论

鹿角是完全骨化的实心角，其中无机元素是其药效的物质基础之一，鹿角

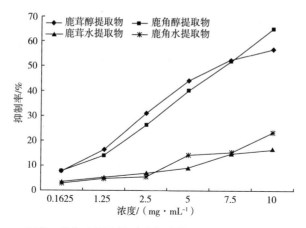

图 5-4　鹿茸、鹿角水提取物及醇提取物 ABTS 抗氧化活性比较分析

的药理活性与其中含量丰富的无机元素密不可分。研究者对梅花鹿角无机元素的测定发现，梅花鹿角中钙、镁、磷的含量非常高，同时富含铁、铜、锌、锰等必需微量元素。此外，梅花鹿角中还含有丰富的氨基酸，张德昌等以梅花鹿角为材料，测定其总氨基酸含量达 30.24%。对梅花鹿角药理作用研究表明，梅花鹿角可通过提高机体抗氧化能力，清除衰老机体产生过多的自由基，抑制机体组织、细胞的抗氧化过程，使机体的各项生命体征得到改善，从而延缓衰老。

　　本研究以鹿角为实验材料，对其化学成分进行比较分析研究，结果表明梅花鹿角中多肽及无机元素钙、铁、锌及锰含量比较丰富，这一结果与前人的报道基本一致。体外抗氧化实验结果表明，鹿角醇提取物抗氧化活性较高，但其有效成分及其作用机制还需进一步探讨。

5.2　响应面法优化梅花鹿鹿角微胶囊制备工艺的研究

5.2.1　材料与方法

5.2.1.1　材料与试剂

梅花鹿鹿角购置于通化皇嘉鹿业有限公司；羧甲基壳聚糖（羧化度 ≥80.0%）；海藻酸钠、氯化钙、蔗糖酯、三聚磷酸钠、乙醇，以上均为国产分析纯。

5.2.1.2　仪器与设备

FW-200 型高速万能粉碎机，北京中兴伟业仪器有限公司制造；LWF0-BI 型振动式药物超微粉碎机，济南龙微制药设备有限公司；FA1604A 型分析天平，梅特勒—托利多仪器（上海）有限公司；HH-S 型数显恒温水浴锅，上海博速实业有限公司；JB-150H 型恒温磁力搅拌器，上海创发电子科技有限公司；MYP11-2A 型磁力搅拌器，上海梅颖浦仪器仪表制造有限公司。

5.2.1.3　方法

（1）梅花鹿鹿角微粒制备工艺。

①清洗：清净梅花鹿鹿角表面的污垢。

②干燥：将干净的梅花鹿鹿角于烘干箱烘干，烘干温度为 40～60℃，去除表面水分。

③粗粉碎：用粉碎机粉碎梅花鹿鹿角，得梅花鹿鹿角粗粉。

④超微粉碎：用超微粉碎机粉碎梅花鹿鹿角粗粉，过 400 目筛，得梅花鹿鹿角超微粉的粒径≤38μm，得梅花鹿鹿角超微粉。

⑤芯材混合液配制：梅花鹿鹿角超微粉与溶解的海藻酸钠、蔗糖脂肪酸酯和三聚磷酸钠溶液充分混合成芯材混合液，混合时要进行均质，时间为 6min，均质转速为 4000r/min，使各组分能充分混合。鹿角微胶囊芯材混合液中各组分按如下浓度配制：25.00～125.00g/L 梅花鹿鹿角；3～8g/L 海藻酸钠；2g/L 蔗糖脂肪酸酯；2g/L 三聚磷酸钠。

⑥壁材混合液配制：将溶解的羧甲基壳聚糖和氯化钙溶液充分混合成壁材混合液，混合时要进行均质，时间为 6min，均质转速为 4000r/min，使各组分能充分混合。鹿角微胶囊壁材混合液中各组分按如下浓度配制：1～6g/L 羧甲基壳聚糖；2～7g/L 氯化钙。

⑦包埋：用 5mL 的注射器将芯材混合液滴入壁材混合液中，形成梅花鹿鹿角微胶囊。

⑧固化：梅花鹿鹿角微胶囊封闭固化，固化时间为 12～24h。

⑨清洗：固化后梅花鹿鹿角微胶囊，用水清洗，去除表面杂质。

⑩干燥：梅花鹿鹿角微胶囊于干燥器内干燥，去除水分，得梅花鹿鹿角微胶囊。

（2）梅花鹿鹿角微胶囊产率测定。

称量梅花鹿鹿角微胶囊成品的质量，记为 m_1（g）；制备梅花鹿微胶囊所有使用材料的质量，记为 m_0（g），得出梅花鹿鹿角微胶囊的产率 Y（%）：$Y=\dfrac{m_1}{m_0}\times100\%$。

（3）单因素试验设计。

分别以不同的梅花鹿鹿角浓度（25g/L、45g/L、65g/L、85g/L、105g/L、125g/L）、羧甲基壳聚糖浓度（1g/L、2g/L、3g/L、4g/L、5g/L、6g/L）、氯化钙浓度（2g/L、3g/L、4g/L、5g/L、6g/L、7g/L）、海藻酸钠浓度（3g/L、4g/L、5g/L、6g/L、7g/L、8g/L）为单因素进行试验，考察一种单因素对微胶囊产率影响时，其他各因素分别为梅花鹿鹿角浓度65g/L、羧甲基壳聚糖浓度3g/L、氯化钙浓度4g/L、海藻酸钠浓度5g/L。

（4）响应面法优化工艺设计。

以单因素试验为基础，采用 Design-Expert 8.0.6 软件数据分析，建立 Box-Betoken 数学模型，试验因素为梅花鹿鹿角浓度（X_1）、羧甲基壳聚糖浓度（X_2）、氯化钙浓度（X_3）和海藻酸钠浓度（X_4），梅花鹿鹿角微胶囊产率（Y）作为指标进行分析，试验因素水平、变化值及编码见表5-2。

表5-2 试验因素水平编码表

水平 X_i	因素			
	$X_1/$（g·L^{-1}）	$X_2/$（g·L^{-1}）	$X_3/$（g·L^{-1}）	$X_4/$（g·L^{-1}）
$r=1$	85	4	5	6
0	65	3	4	5
$-r=-1$	45	2	3	4
Δ_j	20	1	1	1

5.2.2 结果与分析

5.2.2.1 单因素的试验结果

（1）梅花鹿鹿角浓度对微胶囊产率的影响。

由图5-5可知，梅花鹿鹿角浓度对微胶囊产率的影响存在显著性差异（$p<0.05$）。随着梅花鹿鹿角浓度的增加，微胶囊产率先增加后减小。当梅花

鹿鹿角浓度达到65g/L时，微胶囊产率最高值为81.45%。梅花鹿鹿角浓度过小，使微胶囊饱满度不好，存在粘连现象；而梅花鹿鹿角浓度过大，微胶囊形状和大小差异明显，微胶囊芯材溢出，产率显著降低。因此，梅花鹿鹿角浓度达到65g/L时，微胶囊包埋效果较好。

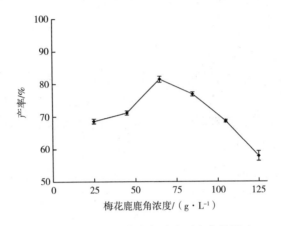

图5-5　不同梅花鹿鹿角浓度对产率的影响

（2）羧甲基壳聚糖浓度对微胶囊产率的影响。

由图5-6可知，羧甲基壳聚糖浓度对微胶囊产率的影响存在显著性差异（$p<0.05$）。随着羧甲基壳聚糖浓度的增加，微胶囊产率先增加后减小。当羧甲基壳聚糖浓度达到3g/L时，微胶囊产率最高值为84.86%。在静电作用下，羧甲基壳聚糖浓度越高，游离的阴离子数量越多，从而破坏微胶囊原有致密

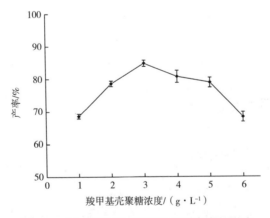

图5-6　不同羧甲基壳聚糖浓度对产率的影响

结构，导致微胶囊产率迅速下降。因此，羧甲基壳聚糖浓度达到 3g/L 时，微胶囊包埋效果较好。

（3）氯化钙浓度对微胶囊产率的影响。

由图 5-7 可知，氯化钙浓度对微胶囊产率的影响存在显著性差异（$p < 0.05$）。随着氯化钙浓度的增加，微胶囊产率先增加后减小。当氯化钙浓度达到 4g/L 时，微胶囊产率达到最高值为 83.49%。氯化钙浓度越高，阳离子数量高于阴离子数量，离子间作用力被破坏，使微胶囊产率显著降低。因此，氯化钙浓度达到 4g/L 时，微胶囊包埋效果较好。

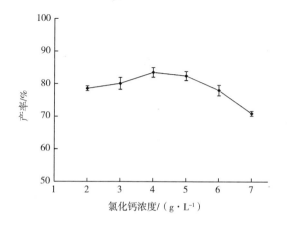

图 5-7　不同氯化钙浓度对产率的影响

（4）海藻酸钠浓度对微胶囊产率的影响。

由图 5-8 可知，海藻酸钠浓度对微胶囊产率的影响存在显著性差异（$p < 0.05$）。随着海藻酸钠浓度的增加，微胶囊产率先增加后减小。当海藻酸钠浓度达到 5g/L 时，微胶囊产率达到最高值为 83.61%。因此，海藻酸钠浓度达到 4g/L 时，微胶囊包埋效果较好。

5.2.2.2　响应面法工艺的优化

（1）二次回归试验设计和试验结果。

以单因素试验为基础，采用 Design-Expert 8.0.6 软件数据分析，建立 Box-Betoken 数学模型，试验因素为梅花鹿鹿角浓度（X_1）、羧甲基壳聚糖浓度（X_2）、氯化钙浓度（X_3）和海藻酸钠浓度（X_4），梅花鹿鹿角微胶囊产率（Y）作为指标进行分析，建立微胶囊制备工艺的 Box-Behnken 数学模型，工

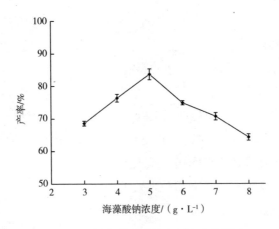

图 5-8　不同海藻酸钠浓度对产率的影响

艺优化试验设计及试验结果见表 5-3。

表 5-3　工艺优化试验设计及试验结果

处理	X_1	X_2	X_3	X_4	$Y/\%$
1	−1	−1	0	0	78.06
2	1	−1	0	0	77.33
3	−1	1	0	0	74.54
4	1	1	0	0	78.45
5	0	0	−1	−1	77.61
6	0	0	1	−1	78.19
7	0	0	−1	1	73.34
8	0	0	1	1	79.03
9	−1	0	0	−1	73.23
10	1	0	0	−1	76.46
11	−1	0	0	1	75.03
12	1	0	0	1	73.12
13	0	−1	−1	0	80.91
14	0	1	−1	0	77.12
15	0	−1	1	0	78.01
16	0	1	1	0	82.07
17	−1	0	−1	0	74.07
18	1	0	−1	0	78.04

续表

处理	X_1	X_2	X_3	X_4	$Y/\%$
19	−1	0	1	0	77.43
20	1	0	1	0	76.61
21	0	−1	0	−1	76.95
22	0	1	0	−1	77.23
23	0	−1	0	1	74.15
24	0	1	0	1	79.04
25	0	0	0	0	84.98
26	0	0	0	0	83.97
27	0	0	0	0	84.58
28	0	0	0	0	83.48
29	0	0	0	0	82.90

（2）方差分析及回归方程的建立。

梅花鹿鹿角微胶囊产率的二次回归模型方差分析结果见表 5-4。由表 5-4 可知，回归模型，$p = 0.0001 < 0.01$，说明二次回归模型极显著；$F_失 = 1.794391$，$p = 0.3012 > 0.05$，失拟项不显著；模型的相关系数 R^2 为 0.9546，预测值与实测值之间具有高度的相关性。由此可知，二次回归模型在显著水平时不失拟，回归模型与实际情况拟合性好，可以用此模型来分析和预测梅花鹿鹿角微胶囊的制备。

表 5-4　二次回归模型方差分析

变异来源	自由度	平方和	均方	F 比值	p	显著性
回归模型	320.3954	14	22.88539	21.03477	<0.0001	**
X_1	4.876875	1	4.876875	4.482509	0.0526	
X_2	0.770133	1	0.770133	0.707857	0.4143	
X_3	8.755208	1	8.755208	8.047222	0.0132	*
X_4	2.960133	1	2.960133	2.720763	0.1213	
X_1X_2	5.3824	1	5.3824	4.947155	0.0431	*
X_1X_3	5.736025	1	5.736025	5.272184	0.0376	*
X_1X_4	6.6049	1	6.6049	6.070798	0.0273	*

续表

变异来源	自由度	平方和	均方	F 比值	p	显著性
X_2X_3	15.40563	1	15.40563	14.15986	0.0021	*
X_2X_4	5.313025	1	5.313025	4.88339	0.0443	*
X_3X_4	6.528025	1	6.528025	6.000139	0.0281	*
X_1^2	153.3501	1	153.3501	140.9495	<0.0001	**
X_2^2	30.71336	1	30.71336	28.22974	0.0001	**
X_3^2	35.96658	1	35.96658	33.05816	<0.0001	**
X_4^2	145.4899	1	145.4899	133.7249	<0.0001	**
残差	15.23171	14	1.087979			
失拟项	12.45523	10	1.245523	1.794391	0.3012	
误差	2.77648	4	0.69412			
总和	335.6271	28				
Y 均值	78.13552		R^2	0.954617		
C. V. %	1.33494		标准差	1.043062		

注　*差异显著，$p<0.05$；**差异极显著，$p<0.01$。

通过二次回归分析对试验数据进行回归拟合，确立梅花鹿鹿角微胶囊产率的最优拟合二次多项式方程。以梅花鹿鹿角微胶囊产率为 Y 值，以梅花鹿鹿角浓度（X_1）、羧甲基壳聚糖浓度（X_2）、氯化钙浓度（X_3）和海藻酸钠浓度（X_4）的编码为自变量得四元二次回归方程：

$$Y = 83.982 + 0.6375X_1 + 0.253333X_2 + 0.8541676X_3 - 0.49667X_4 - 4.86225X_1^2 +$$
$$1.16X_1X_2 - 1.1975X_1X_3 - 1.285X_1X_4 - 2.176X_2^2 + 1.9625X_2X_3 +$$
$$1.1525X_2X_4 - 2.35475X_3^2 + 1.2775X_3X_4 - 4.736X_4^2$$

（3）响应面分析。

由表 5-4 可知，梅花鹿鹿角浓度、羧甲基壳聚糖浓度、氯化钙浓度和海藻酸钠浓度 4 个因素之间两两相互作用分别呈显著差异（$p<0.05$），对其相互作用关系作响应面分析，见图 5-9~图 5-14。由图 5-9 可知，在氯化钙浓度和海藻酸钠浓度不变时，在选定梅花鹿鹿角浓度为 45~85g/L 和羧甲基壳聚糖浓度为 2~4g/L 范围内，存在产率的最高值。由图 5-10 可知，在羧甲基壳聚糖浓度和海藻酸钠浓度不变时，在选定梅花鹿鹿角浓度为 45~85g/L 和氯化钙浓度为 3~5g/L 范围内，存在产率的最高值。由图 5-11 可知，在羧甲基壳聚

糖浓度和氯化钙浓度不变时,在选定梅花鹿鹿角浓度为 45~85g/L 和海藻酸钠浓度为 4~6g/L 范围内,存在产率的最高值。由图 5-12 可知,在梅花鹿鹿角浓度和海藻酸钠浓度不变时,在选定羧甲基壳聚糖浓度为 2~4g/L 和氯化钙浓度为 3~5g/L 范围内,存在产率的最高值。由图 5-13 可知,在梅花鹿鹿角浓度和氯化钙浓度不变时,在选定羧甲基壳聚糖浓度为 2~4g/L 和海藻酸钠浓度为 4~6g/L 范围内,存在产率的最高值。由图 5-14 可知,在梅花鹿鹿角浓度和羧甲基壳聚糖浓度不变时,在选定氯化钙浓度为 3~5g/L 和海藻酸钠浓度为 4~6g/L 范围内,存在产率的最高值。综上可知,当梅花鹿鹿角浓度、羧甲基壳聚糖浓度、氯化钙浓度和海藻酸钠浓度 4 个因素中有两个因素条件不变时,

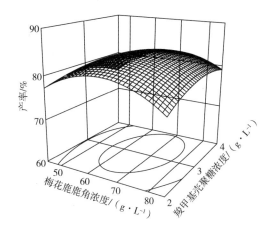

图 5-9 梅花鹿鹿角浓度和羧甲基壳聚糖浓度对产率影响的响应面

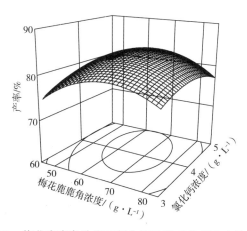

图 5-10 梅花鹿鹿角浓度和氯化钙浓度对产率影响的响应面

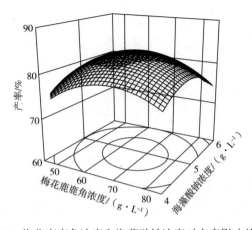

图 5-11　梅花鹿鹿角浓度和海藻酸钠浓度对产率影响的响应面

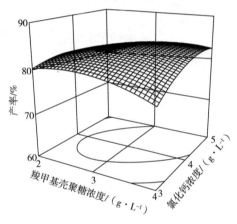

图 5-12　羧甲基壳聚糖浓度和氯化钙浓度对产率影响的响应面

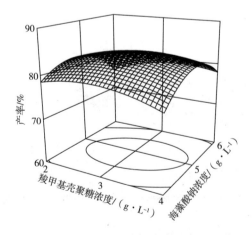

图 5-13　羧甲基壳聚糖浓度和海藻酸钠浓度对产率影响的响应面

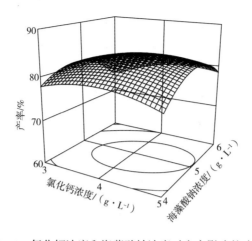

图 5-14　氯化钙浓度和海藻酸钠浓度对产率影响的响应面

则另外两个因素显著影响微胶囊产率的变化，在 4 个因素选定范围内存在产率的最高值。因此，可以进一步优化出梅花鹿鹿角微胶囊制备最佳工艺条件。

（4）工艺优化及验证。

对二次回归模型方程进行优化验证，梅花鹿鹿角微胶囊产率（Y）的最大预测值为84.13%，此时 4 个因素水平分别为梅花鹿鹿角浓度（X_1）66.17g/L、羧甲基壳聚糖浓度（X_2）3.18g/L、氯化钙浓度（X_3）4.24g/L 和海藻酸钠浓度（X_4）4.99g/L。将优化试验验证结果修正为梅花鹿鹿角浓度（X_1）66.00g/L、羧甲基壳聚糖浓度（X_2）3.00g/L、氯化钙浓度（X_3）4.00g/L 和海藻酸钠浓度（X_4）5.00g/L。在此条件下进行验证实验，梅花鹿鹿角微胶囊产率（Y）值为 84.32%。

5.2.2.3　结论

（1）梅花鹿鹿角、羧甲基壳聚糖、氯化钙和海藻酸钠浓度对梅花鹿鹿角微胶囊产率影响显著；随着梅花鹿鹿角、羧甲基壳聚糖、氯化钙和海藻酸钠浓度增加，产率先增加后减小。说明阴阳离子在静电相互作用下，等量电荷会形成结构紧密的微囊体，有效包裹梅花鹿鹿角，防止其向外扩散，而当阴离子或阳离子数量超出配位的电荷数量时，紧密结构将会被破坏，导致微胶囊产率下降。

（2）通过二次回归分析对试验数据进行回归拟合，确立梅花鹿鹿角微胶囊产率的最优拟合方程，以 4 个因素编码为自变量的四元二次回归方程为 $Y=$ $83.982+0.6375X_1+0.253333X_2+0.8541676X_3-0.49667X_4-4.86225X_1^2+1.16X_1$ $X_2-1.1975X_1X_3-1.285X_1X_4-2.176X_2^2+1.9625X_2X_3+1.1525X_2X_4-2.35475X_3^2+$ $1.2775X_3X_4-4.736X_4^2$。二次回归模型极显著，与实际情况拟合性好，可以用此模型来分析和预测梅花鹿鹿角微胶囊制备试验。响应面图分析可知，4 个因素两两之间相互作用分别呈显著差异。响应面法优化验证试验结果为梅花鹿鹿角浓度（X_1）66.00g/L、羧甲基壳聚糖浓度（X_2）3.00g/L、氯化钙浓度（X_3）4.00g/L 和海藻酸钠浓度（X_4）5.00g/L。在此条件下进行验证实验，梅花鹿鹿角微胶囊产率为 84.32%。

5.3　梅花鹿角体内抗氧化及抗骨质疏松初步研究

鹿角的营养价值较高，含有氨基酸、磷脂、维生素、蛋白质等生物活性成分，具有生精补髓、益血助阳、强筋健骨之功效，可用于制药也可制成保健食品。鹿角可预防骨质疏松，鹿角对鼠胚成骨细胞 MC3T3-E1 增殖和分化有明显促进作用，可显著增加正常小鼠的血清钙含量浓度，也能使骨小梁变宽，面积变大，NO 含量升高，刺激骨形成，预防骨质疏松。

鹿角中还含有微量的激素如睾酮、孕酮、垂体泌乳素、雌二醇，还含有胆固醇、少量的多糖、神经节苷脂和磷脂。鹿角可对体内激素含量及性器官产生影响，推测鹿角的这种作用可能与这些微量物质有关。

骨细胞是成熟骨组织中的主要细胞，维持骨的新陈代谢，是骨吸收和骨形成的主要载体。随着生活节奏的加快以及激素类药物的滥用，骨质疏松、骨坏死等问题日趋严重，为了临床治疗的需要，迫切需要对骨细胞的生物信息进行检测，从而发现新的治疗方法。

我国现有的鹿角产品主要为鹿角胶、鹿角粉、鹿角霜、鹿角酒等初等加工品，目前对鹿角的加工还处于初级加工。而缺少像以鹿角为原料的保健品、化妆品等深加工产品，鹿角深加工产品发展的前景较好，可增大加工的科技含量，提高鹿角的附加值，扩大生产规模，来满足市场对鹿角产品多元化的需求。本研究以梅花鹿角为材料，对其抗氧化作用及抗骨质疏松进行初步研究，为扩大梅花鹿角产品种类及其附加值提供理论依据。

5.3.1　材料与方法

5.3.1.1　材料

（1）鹿角材料来源同前。

（2）野生型斑马鱼由中国海洋大学生命科学院提供。

在处理的前一天，将雌雄斑马鱼雌雄进行分离，并与第二天上午进行交配后收集鱼卵，并在28℃条件下培养，取孵育8h发育正常的斑马鱼幼胚置于24微孔板中，每一微孔板15只斑马鱼幼胚，设置3次重复，每一处理分别设置空白对照组，梅花鹿角粉中（7.5mg/mL）、高（12.5mg/mL）浓度组，每天更换一次培养液，连续处理3d，搜集样品，进行染色及基因表达分析。

5.3.1.2　实验仪器

全自动多功能变焦荧光显微镜、生物荧光显微镜、恒温培养箱、分析天平。

5.3.1.3　斑马鱼存活率和畸形率的测定

不同浓度梅花鹿角粉处理斑马鱼幼胚培养期间，每天计数存活和畸形的斑马鱼，计算培养3d后斑马鱼的存活率和畸形率（以斑马鱼生长形态弯曲判断为畸形发育）。斑马鱼存活率（%）＝［（存活斑马鱼数/处理斑马鱼总数）］×100%；斑马鱼畸形率（%）＝［（发育畸形斑马鱼数/处理斑马鱼总数）］×100%。

5.3.1.4　样品的SA-β-Gal染色分析

取连续处理3d发育正常的斑马鱼样品，PBS洗3~5次，4% paraformaldehyde（PFA）4℃固定1~3d；PBS洗3~4次后，PBS保存1~3d；然后PBS洗1次，加入染色液（25μL/mL），37℃培养16~24h，观察照相。

5.3.1.5　样品AO染色分析

取处理3d的样品，放置在含200μg/mL的AO溶液中。30℃条件下培养 30min，然后用孵育鱼卵水溶液洗 8 次，每次 5min，进行观察照相。

5.3.1.6 斑马鱼骨骼的茜素红染色

用间氨基苯甲酸乙酯甲磺酸盐（MS-222）将培养至受精后 9d 斑马鱼麻醉处死，4%多聚甲醛固定 2h，加入新鲜配制的含有 1.5% H_2O_2 和 1% KOH 的漂白剂，将斑马鱼眼漂白至透明，去除漂白剂后置于 50%乙醇中脱水 10min，然后用 0.5% KOH 配制的茜素红染液染色过夜，随后分别置于不同比例的 0.5% KOH 和甘油（比例分别为 3∶1、1∶1、1∶3）中，将鱼体进行透化，最后将幼鱼保存于纯甘油中用于拍照观察。

5.3.2 结果与分析

5.3.2.1 不同浓度梅花鹿角对斑马鱼胚胎细胞生长发育的影响

分别采用梅花鹿角中浓度组、高浓度组处理发育 8h 斑马鱼胚胎细胞，并在给药处理 24h 后，统计各处理对斑马鱼存活率和畸形率的影响，结果见表 5-5、图 5-15。分析结果表明，中浓度药物处理对斑马鱼的发育影响不大，但高浓度组处理使斑马鱼的生存受到影响，死亡率较高，与中浓度组处理比较，达显著水平。此外，高浓度药物处理除引起斑马鱼高的致死率外，斑马鱼畸形率也明显增加，与中浓度组处理比较，达显著水平，这也许是导致斑马鱼死亡的主要原因。

表 5-5 梅花鹿角粉不同浓度对斑马鱼存活率及畸形率的影响

浓度/（mg·L⁻¹）	斑马鱼胚胎数量	存活率/%	畸形率/%
0	30	98.6±8.7	1.08±3.5
7.5	30	97.3±6.3	1.56±5.6
12.5	30	48.1±9.2	10.9±7.1

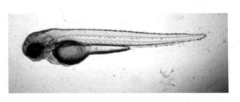

（a）发育正常的斑马鱼

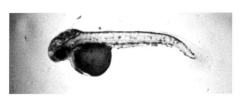

（b）生长畸形的斑马鱼

图 5-15　斑马鱼

5.3.2.2　梅花鹿角粉对斑马鱼抗氧化分析

SA-β-Gal 阳性率能较好地反应细胞群体或个体组织的老化速度，是反映衰老程度的重要生物学指标，被广泛应用。不同浓度梅花鹿角粉处理斑马鱼的 SA-β-Gal 染色结果表明（图 5-16），梅花鹿角粉能在低浓度时（0.125~0.25mg/mL）有效干预斑马鱼胚胎发育细胞的衰老。然而胚胎发育早期的 AO 染色结果表明，各处理浓度对细胞早期的凋亡并没有显著影响。

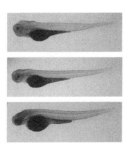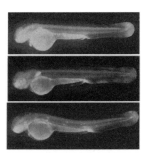

图 5-16　斑马鱼 SA-β-Gal 及 AO 染色图

5.3.2.3　梅花鹿角粉对斑马鱼骨质疏松的影响

受精后 9d 的各组斑马鱼腹面头骨茜素红染色的显微成像见图 5-17，从图 5-17 中可知，梅花鹿角粉可以增强斑马鱼幼鱼的骨密度，且呈现出一定的剂量关系。

5.3.3　结论

自由基是生物体内有高度氧化活性的代谢产物。自由基在适量的浓度下对机体发生的作用是积极的，对细胞的生长分裂以及防御感染等功能十分重要，若自由基的浓度过高，会促使机体衰老加速，自由基过剩还会使免疫失

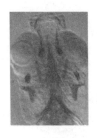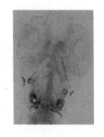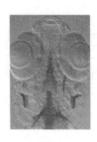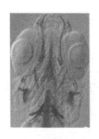

图 5-17　各组受精 9d 斑马鱼幼鱼的腹面头骨茜素红染色的显微成像图

调、损伤机体等。可见自由基的清除对生物体的健康有着密切的关系。

在本实验条件下，当鹿角粉浓度达到 12.5mg/mL 或者更高时，斑马鱼存活时间和最终成活率大大降低，且随着处理浓度的增加，在 4h 内斑马鱼幼胚的死亡率、畸形率都明显增加，表现出一定的毒性效应；抗骨质疏松实验结果表明，鹿角粉能明显抑制地塞米松诱导的斑马鱼头部骨骼染色面积的下降，为合理应用鹿角粉抗骨质疏松提供理论依据。

5.4　鹿角蛋白提取及鹿角多肽制备和活性研究

对于蛋白质的酶解工艺研究，主要从以下几个方面进行：首先，对于新开发的蛋白质资源进行酶解工艺的研究，旨在获得新的、优质的功能性蛋白多肽，可作为添加剂或是配料等；其次，在水解蛋白质时利用的是新的水解蛋白酶，可制备出分子量相对集中的蛋白多肽；对酶解工艺进行改进，优化水解的条件，目的是提高活性肽的获得率，并且可将不同的蛋白质资源进行酶解，而获得功能相同的多肽。本试验首先对梅花鹿角蛋白提取方法进行研究，获得鹿角蛋白，其次对其进行酶解，得到多肽，并对得到的多肽进行初步抗氧化活性检测，为后续梅花鹿角多肽工艺提取及抗氧化活性研究奠定基础。

5.4.1　材料与方法

5.4.1.1　试剂与耗材

中药材鹿角来源同前；BY0258Trypsin 胰蛋白酶 1∶250；NA0332BSA Ⅴ牛血清白蛋白；KC0615 Coomassie brilliant Blue G-250（合肥博美生物科技有限责任公司）。

5.4.1.2　方法

（1）鹿角蛋白提取：称取鹿角100g，用手提式多功能粉碎机将原粉粉碎，过120目筛，得到鹿角粉末，称取鹿角粉末20g，分别加入0.5mol/L、1.0mol/L、1.5mol/L、2.0mol/L和2.5mol/L的NaOH和蒸馏水，在50℃恒温水浴中加热90min，使蛋白质充分溶出，冷却至室温后，5000r/min离心10min，所得上清液即为鹿角蛋白提取液。取上清液用0.6mol/LHCL溶液调节pH至9.5，使蛋白质沉淀，5000r/min离心10min，收集沉淀，调节pH至7.0，经真空冷冻干燥后，即得鹿角蛋白。

（2）鹿角蛋白含量测定：

①标准蛋白溶液配置：准确称取0.0014g牛血清蛋白，放入小棕瓶内。用移液枪吸取1mL超纯水，打入小棕瓶中，混匀，配置成标准蛋白溶液，浓度为$1mg \cdot L^{-1}$。将该标准溶液加超纯水定容至10mL，制成牛血清蛋白母液，浓度为$0.1mg \cdot L^{-1}$。

②考马斯亮蓝溶液配置：准确称取0.01157g考马斯亮蓝G-250，转移至小烧杯中，缓缓倒入配制好的90%乙醇，共计5mL。在此过程用玻璃棒一直搅拌，搅拌的过程中加入10mL85%（m/v）的磷酸，溶液由暗蓝色转变为棕红色。最后，加入蒸馏水稀释，定容至100mL。配制好的溶液用双层滤纸过滤，去除蓝色的悬浮物，滤过后的溶液装入棕色瓶避光保存，常温条件下1~2个月内都可使用。

③绘制标准蛋白曲线：用移液枪将30μL、50μL、70μL、90μL、110μL、130μL已配置好的牛血清蛋白标准溶液母液分别加入1.5mL EP管中，再加入配制好的pH值为9.5的NaOH溶液，使其补足到150μL，盖紧盖子，用涡旋振荡器将两种溶液混匀，配制成浓度为$0.20×10^{-3}mg/μL$、$0.33×10^{-3}mg/μL$、$0.46×10^{-3}mg/μL$、$0.60×10^{-3}mg/μL$、$0.73×10^{-3}mg/μL$、$0.87×10^{-3}mg/μL$牛血清蛋白样液。从上述6种不同浓度的EP管中依次取出15μL溶液放入96孔板中，再加入85μL稀释一倍后的考马斯亮蓝G-250染液，在微量振荡器上振荡1min，室温放置5min。用酶标仪在波长595nm处进行比色，测出不同浓度牛血清蛋白所对应的光密度值。将6种不同牛血清蛋白的浓度梯度作为横坐标，平行测定3次后测得的光密度值的平均值作为纵坐标，以此绘制出标准蛋白曲线，依据标准蛋白曲线可求出回归方程和相关系数。

④鹿角蛋白含量的测定：取出 15μL 鹿角蛋白提取样液，稀释一倍后，移至 96 孔板，每种浓度点三个孔。再向孔内打入 85μL 稀释一倍后的考马斯亮蓝染液，在微量振荡器上充分振荡 1min 使两种溶液混匀，室温条件下放置 5min，用酶标仪在 595nm 处测其吸光度，平行测定 3 次，用所得的 9 个数据算取平均值。将数值代入（c）中求得的回归方程，可以计算出鹿角蛋白的含量。

5.4.1.3 鹿角多肽制备

取 100mg/mL 鹿角蛋白溶液 60mL，加入 1000U/g 胰蛋白酶，在 45℃恒温水浴下分别反应 2h、3h、4h、5h 和 6h 后，100℃条件下水浴 5min，消除酶活性，每一处理重复 3 次。

5.4.1.4 鹿角多肽活性测定

采用 FRAP 法对得到多肽进行抗氧化活性测定，酪氨酸酶抑制活性测定参照裴世春等方法。

5.4.2 结果与分析

5.4.2.1 不同浓度 NaOH 对鹿角蛋白提取影响

根据参考文献，择优选择料液比 1：10、50℃恒温水浴 90min，考察不同浓度 NaOH 对鹿角蛋白提取影响，结果见图 5-18。从图 5-18 中可知，NaOH 浓度在 0~1.0mol/L 时，随 NaOH 浓度增加，鹿角蛋白含量逐渐增加，但总体增长缓慢，当 NaOH 浓度由 1.0mol/L 增加到 1.5mol/L 时，鹿角蛋白含量增加迅速，此后随 NaOH 浓度增加，鹿角蛋白含量增加幅度不大，甚至开始下降。碱浓度在合适范围内增加可以加速鹿角蛋白从鹿角颗粒中溶出，浓度过高，则破坏蛋白质表面电荷平衡，影响蛋白质分子间相互作用，使提取液黏度加大，损失大量蛋白质，因此，在本实验条件下，选择 1.5mol/L NaOH 作为鹿角蛋白提取最适浓度。

5.4.2.2 鹿角多肽 FRAP 活性检测

在蛋白质水解为小分子肽过程中，酶解时间、pH、底物浓度、温度、加

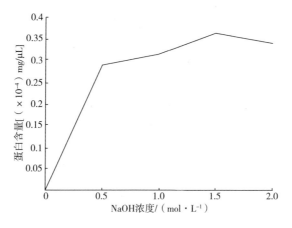

图 5-18　不同浓度 NaOH 对鹿角蛋白提取影响

酶量均对水解度有着影响，但酶解时间对水解影响比其他几种因素大很多。不同酶解时间对鹿角多肽抗氧化活性影响见表 5-6 及表 5-7。根据不同维生素 C 对照溶液标准曲线（图 5-19），得到回归方程 $y = 4.2293x + 0.0698$，$R^2 = 0.9976$，数值趋近于 1，灵敏度高，线性条件好，可靠性强。因此可将此曲线用作本实验评价鹿角多肽是否含有抗氧化能力以及抗氧化活性能力大小的方法。将不同提取时间得到鹿角多肽样品所测得的吸光值代入回归方程可得样品中抗氧化活性物质浓度，即为抗氧化测定还原当量，从表 5-6 可知，鹿角多肽具有一定的抗氧化能力，且酶解时间 4h 时，抗氧化能力最强。

表 5-6　鹿角多肽抗氧化活性 FRAP 测定

酶解时间/h	2	3	4	5	6
	0.455	0.502	0.52	0.472	0.364
	0.322	0.513	0.506	0.466	0.382
	0.339	0.510	0.512	0.468	0.385
	0.460	0.509	0.556	0.478	0.367
吸光度值	0.326	0.521	0.512	0.470	0.388
	0.344	0.517	0.517	0.474	0.392
	0.467	0.513	0.581	0.482	0.369
	0.330	0.525	0.515	0.474	0.390
	0.369	0.521	0.521	0.476	0.396
平均值	0.379	0.515	0.527	0.473	0.381

表 5-7　鹿角蛋白不同酶解时间抗氧化活性

时间/h	2	3	4	5	6
还原当量	0.073	0.105	0.108	0.095	0.073

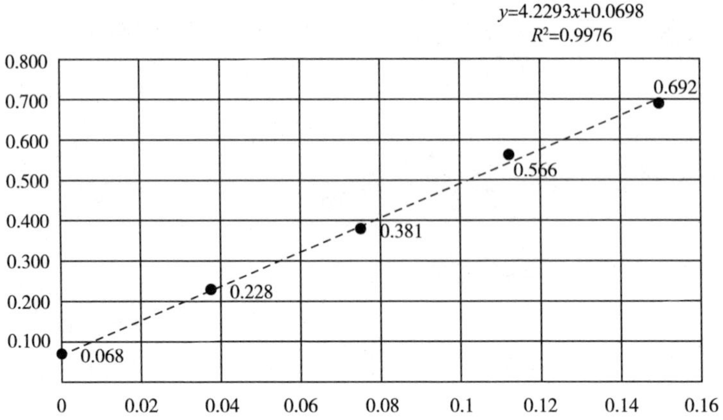

$$y=4.2293x+0.0698$$
$$R^2=0.9976$$

图 5-19　维生素 C 标准曲线

5.4.2.3　鹿角多肽对酪氨酸酶活性的影响

酪氨酸酶是黑色素形成的关键酶，抑制酪氨酸酶活性在一定程度上可减少黑色素的合成，阻止色素沉着从而达到美白作用。利用体外酶活性检测方法对不同胰蛋白酶酶解时间得到的鹿角多肽活性进行分析，初步实验结果表明鹿角多肽对酪氨酸酶有一定抑制作用（表 5-8）且呈一定剂量效应关系，在浓度为 200μg/mL 时，抑制作用最强，为 131.78μmol/L，说明鹿角多肽具有一定的美白效果，此结果可为鹿角多肽开发化妆品提供基础性实验数据。

表 5-8　鹿角多肽对酪氨酸酶抑制活性研究

样品	浓度/（μg·mL⁻¹）	酪氨酸酶/（μmol·L⁻¹）
鹿角多肽	50	191.23
	100	162.74
	200	131.78

5.4.3　结论

以前人们认为直接摄取氨基酸是人体吸收蛋白质最有效的方式，近年来经研究表明，蛋白质经体内酶促水解后形成小肽，消化道对小肽的吸收比完全游离氨基酸更易、更快，小肽可直接被小肠吸收，而且比游离的氨基酸具有更多的生理功能，这是肽研究理论和实践的重大突破。肽的吸收与氨基酸的吸收之间并不存在竞争，存在两种相互独立的转运机制。

人体内的生物活性肽的来源，有的是外源性的，从食物中摄取的蛋白质在消化的过程中分解成了小分子的肽；有的是内源性的，蛋白质降解所得到的氨基酸可在体内细胞中合成多肽。肽和蛋白质都是由氨基酸组成，从氨基酸的种类和营养角度来看并无区别。而小分子量的多肽恰恰有着蛋白质所不具有的生理调节能力。生物机体更易于吸收这种分子量小、结构简单、能被完整吸收的生物活性肽。在吸收有些二肽、三肽时可以不耗能，直接进入血液中进行循环。微量的生物活性具有生理调节作用，所以在生物机体处于特殊环境时，为了提高生理机能，对人体补充一些生物活性肽是十分有必要的。研究表明，多肽影响着生物体内许多重要的生理功能，目前已知有 100 多种内源生物活性肽参与人体多种生理功能，包括生命活动中的细胞生长、细胞代谢、细胞分化、激素调节、肿瘤病变改善、免疫调节、新陈代谢及内分泌调节等生理活动。由于生物活性肽具备非常好的生理活性与调节功能，于是成为了现代科研人员的重点研究对象。伴随着生物活性肽在现代保健医疗中的广泛应用，如何制备高产率、高活性的生物活性肽成为一大生物难题。

本研究采用碱溶酸沉法对鹿角蛋白进行提取，并利用胰蛋白酶对所得鹿角蛋白进行水解得到多肽，抗氧化和酪氨酸水解酶活性检测结果表明，利用 1.5mol/L NaOH 在 pH 8.5 时，蛋白质提取率最高，达到 0.3913mg/g，1：2500 胰蛋白酶水解 4h 得到多肽抗氧化活性较高，并表现出一定的酪氨酸酶抑制活性。

近年来，多肽作为治疗药物已越来越受到关注。超过 60 支多肽药物已经获得批准上市，并使患者受益，同时还有几百个新的治疗肽处于临床前和临床开发中，多肽药物具有巨大的商业价值。本研究通过考察鹿角多肽抗氧化及对酪氨酸酶活性抑制的影响，为鹿角多肽进一步开发应用奠定了基础。未来，我们将在继续建立天然肽的优势上，扩大肽的适用范围。

5.5 梅花鹿角多肽的制备工艺优化及其抗氧化活性研究

将蛋白食品通过酶工程的技术制备蛋白肽，使其具备一定的生物活性。用酶法水解蛋白质，在营养成分上能尽量减少破坏，这是因为酶法水解的条件温和。酶法制备的蛋白肽水解度高，所形成的蛋白质分子肽链，相比未水解的蛋白质有着更大的优越性。在天然的原料中，这些有生物活性的肽的含量较低，运用酶解技术给这些活性肽提供了更为广泛的来源，而且这些肽的活性更强于原料蛋白。本研究使用蛋白酶对梅花鹿角蛋白进行酶解，优化水解的条件，对梅花鹿角蛋白水解过程进行控制，已达到我们所需的水解程度以及风味。本章就蛋白酶对梅花鹿角蛋白水解作用的条件和影响因素加以研究。同时考察制备梅花鹿角多肽抗氧化活性。

5.5.1 材料与方法

5.5.1.1 材料与仪器

干燥鹿角，通化皇嘉鹿业有限公司；胃蛋白酶（30000U/g）、中性蛋白酶（60000U/g）、胰蛋白酶（250000U/g），北京索莱宝公司；BCA 试剂盒，碧云天生物技术研究所；2，2′-联氮双（3-乙基苯并噻唑啉-6-磺酸）二铵盐（ABTS，纯度98%）、2，4，6-三（2-吡啶基）三嗪（TPTZ，纯度98%）、硫酸亚铁（纯度99%）、水杨酸（纯度99%），萨恩化学；奎诺二甲基丙烯酸酯（Trolox，纯度98%），TCI 公司；1，1-二苯基-2-三硝基苯肼（DPPH，纯度95%），Alfa Aesar 公司；甲醇、乙醇、醋酸等常规化学试剂均为国产分析纯。

DHG-9245A 型恒温箱，上海一恒科技有限公司；ST16R 型号高速冷冻离心机，美国赛默飞世尔公司；ReadMax1900Plus 型光吸收酶标仪，上海闪普生物科技公司；BSA224S-CW 型电子天平，赛多利斯科学仪器（北京）有限公司。

5.5.1.2 实验方法

（1）蛋白酶解法制备鹿角多肽工艺。

鹿角粉碎过 40 目筛，称取 1g 鹿角粉末后按照 1：6 的料液比与水进行混合，60℃水浴 5h，两次提取后合并滤液，即得鹿角蛋白液；冷却至室温后调节到各酶的最适 pH，然后加入 4000U/g 的酶（表 5-9），在各酶最适温度条件下进行酶解反应 4h，待酶解结束，沸水中灭酶 15min，于 4000r/min，15min 的条件下离心，取上清液真空冷冻干燥 48h，即得水酶法提取鹿角多肽粉末。各蛋白酶最适条件见表 5-9。

表 5-9　不同蛋白酶最适水解参数

酶种类	最适温度/℃	最适 pH	加酶量/（U·g^{-1}）	酶解时间/h
胃蛋白酶	37	2.0	4000	4
胰蛋白酶	50	8.0	4000	4
中性蛋白酶	50	7.0	4000	4

（2）鹿角多肽的高效液相色谱检测。

称取样品 20.0g 于 10mL 容量瓶中，用流动相定容至刻度，超声振荡 10min，使样品充分溶解混匀，用孔径为 0.2~0.5μm 聚四氟乙烯活尼龙膜过滤后，上机进样（色谱柱：TSKgelG2000SWXL 300mm×7.8mm；流动相：乙腈：水：三氟乙酸 = 45：55：0.1（体积比）；检测波长：UV 220nm；流速：0.5mL/min；柱温：30℃；进样体积：10μL）。制备的样品溶液在上述色谱条件下分析。

（3）胰蛋白酶酶解鹿角多肽的工艺优化。

①单因素实验：提取鹿角蛋白进行酶解实验，考查 pH、添加酶的量、酶解时间以及酶解温度对冻干产物得率和水解度的影响。固定反应条件添加酶的量 4000U/g，酶解时间 4h，酶解温度 50℃，考察不同溶液 pH（7、7.5、8、8.5、9）对冻干产物得率和水解度的影响；固定反应条件酶解溶液的 pH 8.5，酶解时间 4h，提取温度 50℃，考察酶添加量（2000U/g、3000U/g、4000U/g、5000U/g、6000U/g）对冻干产物得率和水解度的影响；固定反应条件溶液的 pH 8.5，添加酶的量 4000U/g，酶解温度 50℃，考察不同酶解时间（1h、2h、3h、4h、5h）对冻干产物得率和水解度的影响；固定反应条件溶液的 pH 8.5，添加酶的量 4000U/g，酶解时间 4h，考察不同酶解取温度（40℃、50℃、60℃、70℃、80℃）对冻干产物得率和水解度的影响。

②正交试验设计：正交试验优化胰蛋白酶酶解多肽工艺参数，根据胰蛋白酶最适水解参数及单因素预试验结果，选用 $L_9(3^4)$ 正交试验设计，探讨 pH（A）、酶添加量（B）、酶解时间（C）及酶解温度（D）及其交互作用对酶水解度的影响，选出胰蛋白酶酶解所得鹿角多肽的最佳条件，见表5-10。

表5-10 正交试验因素与水平

水平	因素			
	pH（A）	酶添加量（B）/（U·g⁻¹）	酶解时间（C）/h	酶解温度（D）/℃
1	8.0	3000	3	40
2	8.5	4000	4	50
3	9.0	5000	5	60

（4）分析测定方法。

①水解度测定：采用张昊等报道的甲醛电位滴定法进行水解度（degree of hydrolysis，DH）测定，计算公式为式（5-1）和式（5-2）：

$$n=\sqrt{\frac{\Delta V\times C\times V_1\times1.4}{m\times V_2}} \tag{5-1}$$

式中：n——酶解后每克蛋白游离的氨基毫摩尔数，mmol/g；

ΔV——滴定供试品与滴定蛋白原液所消耗的标准 NaOH 溶液体积差值；

C——NaOH 标准溶液浓度，mol/L；

m——原料质量，g；

V_1——酶解液的总体积，mL；

V_2——滴定取用的酶解液体积，mL。

$$DH=\sqrt{\frac{(n-n_1)\times110}{P}} \tag{5-2}$$

式中：n——酶解后每克蛋白游离的氨基毫摩尔数，mmol/g；

n_1——水解前每克蛋白游离的氨基毫摩尔数，mmol/g；

P——供试品的蛋白质含量。

②鹿角多肽抗氧化活性研究。

a. 清除 DPPH 自由基的能力：参照已有的方法，略有改动。采用 10% DMSO 溶液配制不同浓度鹿角多肽样品试液以及不同浓度的 Trolox 溶液作为阳性参比溶液。将 100μL 的 DPPH 储备液加入 100μL 样品，摇匀避光静置 20min，于 515nm 处测得其吸光值记为 A_s，进行 3 次平行实验。将 100μL 的甲醇溶液加入 100μL 样品，摇匀避光静置 20min，于 515nm 处测得其吸光值记为 A_c；最后将 100μL 的 10% DMSO 溶液加入 100μL DPPH 储备液中，摇匀避光静置 20min，于 515nm 处测得其吸光值记为 A_b。Trolox 作为阳性对照。按式（5-3）计算待测样品对 DPPH 自由基的清除率：

$$清除率（\%）= [1-(A_s-A_c)/A_b] \times 100 \qquad (5-3)$$

b. 清除·OH 自由基的能力：参照已有方法，略有改动。鹿角多肽样品及阳性参比溶液配制同前。配制 3mmol/L 的 $FeSO_4$ 水溶液、3mmol/L 的过氧化氢溶液、6mmol/L 的水杨酸溶液备用。在 50μL 3mmol/L 的 $FeSO_4$ 加入 50μL 样品溶液以及 50μL 3mmol/L 的过氧化氢溶液后混匀，静置反应 10min，再加 50μL 6mmol/L 的水杨酸溶液，混匀，静置反应 30min。测定其在 492nm 处的吸光度值，记为 A_s，进行 3 次平行实验；在 50μL 3mmol/L 的 $FeSO_4$ 中加入 50μL 样品溶液以及 50μL 3mmol/L 的过氧化氢溶液后混匀，静置反应 10min，再加 50μL 的蒸馏水，混匀，静置反应 30min。测定其在 492nm 处的吸光度值，记为 A_c；在 50μL 3mmol/L 的 $FeSO_4$ 中加入 50μL 蒸馏水以及 50μL 3mmol/L 的过氧化氢溶液后混匀，静置反应 10min，再加 50μL 6mmol/L 的水杨酸溶液，混匀，静置反应 30min。测定其在 492nm 处的吸光度值，记为 A_b；以 Trolox 作为阳性对照。按公式（5-5）计算清除率。

$$清除率（\%）= [1-(A_s-A_c)/A_b] \times 100 \qquad (5-4)$$

c. 清除 ABTS 自由基的能力：参照已有方法，略有改动。鹿角多肽样品及阳性参比溶液配制同前。配制 2.6mmol/L 的过硫酸钾水溶液和 7.4mmol/L ABTS 溶液，各取 0.5mL，混合避光反应 15h，得 ABTS 自由基反应液，避光保存。用甲醇稀释已经配制好的 ABTS 自由基反应液，在 734nm 处的吸光度为 0.70±0.02，即得到 ABTS 自由基阳离子工作液。在 190μL ABTS 自由基工作液中分别加入不同浓度的鹿角多肽 10μL，室温避光反应 20min，在 734nm

波长下测定吸光度值，记为 A_s，进行 3 次平行实验；在 190μL 甲醇溶液中分别加入不同浓度的鹿角多肽 10μL，室温避光反应 20min，在 734nm 波长下测定吸光值记为 A_c；在 190μL ABTS 自由基工作液中加入 10μL 10% DMSO，室温避光反应 20min，在 734nm 波长下测定吸光度值，记为 A_b；以 Trolox 作为阳性对照。按公式（5-6）计算清除率。

$$清除率（\%）= [1-（A_s-A_c）/A_b] ×100 \qquad (5-5)$$

d. 对铁离子还原力的测定参照已有方法，略有改动：300mmol/L 醋酸钠缓冲液（pH 3.60）∶20mmol/L $FeCl_3$ 溶液∶10mmol/L TPTZ 溶液 = 10∶1∶1（$V/V/V$），混匀，得 FRAP 工作液。

空白对照孔依次加入 180μL 的 FRAP 工作液和 20μL 的 PBS；标准检测孔中各加入 180μL 的 FRAP 工作液和 20μL 的不同浓度的 $FeSO_4$ 标准溶液；样品检测孔内各加入 180μL 的 FRAP 工作液和 20μL 不同浓度的样品溶液。96 孔板中充分混匀，37℃静置反应 30min，于 595nm 处测定 OD 值。以不同浓度的 $FeSO_4$ 标准溶液及对应的 OD 值得到标准曲线，如图 5-20 所示，根据标准曲线计算样品的 FRAP 值。

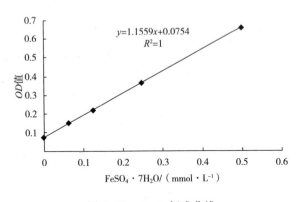

图 5-20　FRAP 标准曲线

5.5.1.3　数据处理

利用 SPSS 17.0 软件处理数据来进行差异性显著分析，其中 $p < 0.05$ 差异显著，$p < 0.01$ 差异极显著；Office excel 2003 软件进行数据处理及绘图，每次试验设计 3 个平行，结果用平均值±标准差来表示。

5.5.2 结果与分析

5.5.2.1 各蛋白酶最适条件下的水解度及冻干产物得率

如图 5-21 所示，不同蛋白酶酶解物的水解度和冻干产物得率存在一定的差异。从各酶水解度来看，胰蛋白酶解物的水解度值最高为 [（16.48±0.97）%]，其次为中性蛋白酶 [（12.45±0.71）%]，胃蛋白酶的水解度最低 [（9.5±0.51）%]，胰蛋白酶的水解度显著高于胃蛋白酶和中性蛋白酶；从冻干产物得率来看，胰蛋白酶的冻干产物得率 [（29.32±1.21）%] 最大，胃蛋白酶的冻干产物得率 [（25.53±1.24）%] 次之，中性蛋白酶的冻干产物得率 [（22.63±1.34）%] 最低。从这两项数据可以看出，胰蛋白酶具有最大的水解度，且胰蛋白酶酶解冻干产物得率也最高；胃蛋白酶解物和中性蛋白酶酶解物，虽都拥有较高的冻干产物得率，但其二者的水解度均与胰蛋白酶有一定的差距。综合比较了 3 种不同蛋白酶的酶解效果，在后续的实验中选取了具有更大的水解度，且冻干产物得率也最高的胰蛋白酶进行酶解工艺优化。

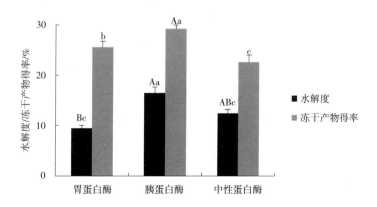

图 5-21 各蛋白酶最适条件下的水解度和冻干产物得率

5.5.2.2 胰蛋白酶酶解鹿角多肽单因素实验结果

（1）pH 对胰蛋白酶酶解鹿角多肽冻干产物得率和水解度的影响。

由图 5-22 可以看出，冻干产物得率随着 pH 的增加逐渐增大，当 pH 为 8.5 时，达到最大值；同时其水解度也在 pH 为 8.5 时达到最大值。但在此之后随着 pH 值的不断增大，反而抑制了胰蛋白酶的酶解效率，降低其得率以及水解度。因此，综合两项，在本试验条件下，适宜的 pH 值为 8.5。

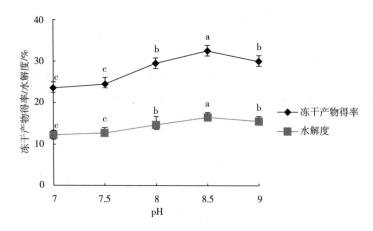

图 5-22　pH 对冻干产物得率和水解度影响

小写字母不同表示差异显著（$p<0.05$），大写字母表示差异极显著（$p<0.01$），图 5-21～图 5-27 同。

（2）酶添加量对胰蛋白酶酶解鹿角多肽冻干产物得率和水解度的影响。

由图 5-23 可以看出，在酶添加量小于 4000U/g 时，冻干产物的得率和水解度呈现显著的升高趋势（$p<0.05$），当酶添加量为 4000U/g 时，水解度达到最大值。在酶添加量为 5000U/g 时，冻干产物得率达到最大值。因此，选择酶添加量 4000U/g 时为最佳酶添加量。

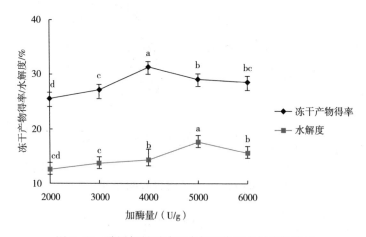

图 5-23　酶添加量对冻干产物得率和水解度的影响

（3）酶解时间对胰蛋白酶酶解鹿角多肽冻干产物得率和水解度的影响。

由图5-24可以看出，随着酶解时间的延长，鹿角冻干产物得率和水解度在1~4h之间极显著增大（$p<0.01$），增加酶解时间使鹿角多肽提取量不断增加，在4h时达到最高，冻干产物得率和水解度均达到最大值，之后延长时间提取率的变化不显著（$p>0.05$），继续增加提取多肽的时间，多肽提取率反而降低。这可能是由于酶解4h时，多肽的提取已达到平衡，随提取时间增加，溶液中多肽逐渐被氧化损耗，使多肽物质被分解致使变性，结构遭到破坏，导致鹿角多肽的提取量下降，此外长时间的提取会造成资源浪费。所以，考虑到节约资源和成本选择适宜酶解时间为4h。

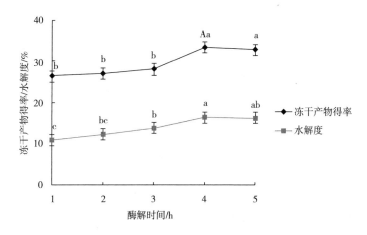

图5-24　酶解时间对冻干产物得率和水解度的影响

（4）酶解温度对胰蛋白酶酶解鹿角多肽冻干产物得率和水解度的影响。

由图5-25可以看出，在温度40~50℃范围内，随着温度升高，水解度增加显著（$p<0.05$），此时水解度达到最大值。当温度为60℃时，冻干产物得率达到最大值，超过60℃时，冻干产物得率略微下降，这是因为温度的升高有利于多肽分子分离出来，而温度超过60℃，蛋白质与多肽分子可能部分发生变性，使提取率下降。所以综合水解度等相关因素，选择适宜酶解温度为50℃。

5.5.2.3　胰蛋白酶酶解鹿角多肽正交试验结果

在单因素实验基础上，以水解度为评价指标，利用正交试验筛选出胰蛋白酶酶解鹿角多肽的最佳工艺参数，试验结果见表5-11。

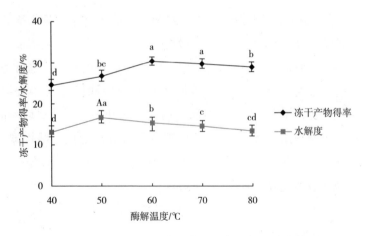

图 5-25　酶解温度对冻干产物得率和水解度的影响

表 5-11　酶解鹿角多肽正交试验设计及结果

试验号	A (pH)	B (加酶量)	C (酶解时间)	D (提取温度)	水解度/%
1	1	1	1	1	15.94
2	1	2	2	2	16.36
3	1	3	3	3	16.78
4	2	1	2	3	16.72
5	2	2	3	1	16.54
6	2	3	1	2	16.38
7	3	1	3	2	16.29
8	3	2	1	3	17.26
9	3	3	2	1	15.87
K_1	16.36	16.32	16.53	16.12	
K_2	16.55	16.72	16.32	16.34	
K_3	16.47	16.34	16.54	16.92	
R	0.19	0.40	0.22	0.80	
因素主次	$D>B>C>A$				
最优组合	$A_2B_2C_3D_3$				

　　由极差分析可得出影响胰蛋白酶酶解鹿角工艺的主次因素为提取温度>加酶量>酶解时间>pH，最佳提取条件是 $A_2B_2C_3D_3$，即提取 pH 8.5、加酶量

4000U/g、酶解时间 4h、提取温度 50℃。按最佳理论条件进行实验，测得水解度为（17.25±0.43）%。

5.5.2.4　抗氧化活性实验结果

（1）鹿角多肽清除 DPPH 自由基的能力。

鹿角多肽可有效清除试验体系中的 DPPH 自由基，Trolox 溶液对 DPPH 的清除效果非常显著，如图 5-26 所示，与 Trolox 相比，鹿角多肽在 0~10mg/mL 时，清除率与鹿角多肽浓度呈剂量依赖关系，随鹿角多肽浓度增加，清除率也逐渐升高，2.5~10mg/mL 时，清除率明显增加，鹿角多肽浓度为 10mg/mL 时，得到最大清除率为 55.77%。

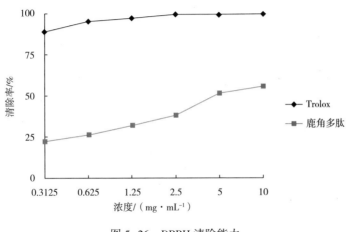

图 5-26　DPPH 清除能力

（2）清除羟自由基的能力。

生物体内产生的超氧阴离子（O_2^-）是生物体内的第一个氧自由基，具有活性的中间产物的生成大多都因为 O_2^- 起的作用。羟自由基（·OH）具有很强的氧化能力，糖类、蛋白质、核酸、脂类和氨基酸都能与之发生氧化，导致许多疾病的产生。

O_2^- 和·OH 是生物体内主要的活性氧自由基，它们可以引起体内脂质过氧化。而使用生物抗氧化剂切断过氧化链式反应，可以抑制机体的自由基损伤，从而保持最佳健康状态和防治相关疾病，延缓衰老。

鹿角多肽对试验体系中的羟自由基有显著的清除作用（$p < 0.05$），如

图 5-27所示，Trolox 溶液对羟自由基的清除效果非常显著，与 Trolox 相比，当鹿角多肽质量浓度小于 0.625mg/mL 时，清除率平缓升高；当浓度大于 1.25mg/mL 时，随着鹿角多肽浓度增加，羟自由基的清除率迅速升高；在 5mg/mL 时达最大清除率 72.55%。

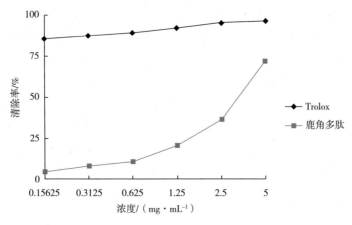

图 5-27　羟自由基清除能力

（3）清除 ABTS 自由基的能力。

ABTS 被氧化后会形成稳定的蓝绿色 ABTS 自由基，在该反应体系内存在抗氧化活性成分时，ABTS 自由基就会与该成分进行反应进而被清除，使溶液颜色由深变浅，从而在 734nm 处的吸光度降低。故吸光度越低，多肽的抗氧化能力越强，颜色越浅。由图 5-28 可知，低浓度时，多肽的清除自由基能力

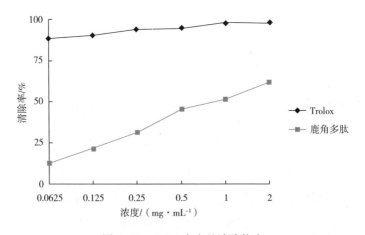

图 5-28　ABTS 自由基清除能力

始终低于 Trolox，但随着多肽浓度的增加，清除率不断提高，并显示浓度依赖性。鹿角多肽浓度在 2mg/mL 时抑制率达到 61.77%。表明鹿角多肽具有较好的清除 ABTS 自由基的能力。

（4）对铁离子还原力的测定。

鹿角多肽的抗氧化能力用标准物质 $FeSO_4$ 溶液的浓度来表示。表 5-12 显示了不同浓度的鹿角多肽的总抗氧化能力。结果表明随鹿角多肽浓度增大，其总抗氧化能力也不断增大。当鹿角多肽浓度在 0.625~0.25mg/mL 时，其还原能力差异较小。当鹿角多肽浓度在 0.5~2mg/mL 时，其铁离子还原能力显著提高（$p<0.05$）。

表 5-12　鹿角多肽铁离子还原能力

鹿角多肽浓度/（mg·mL^{-1}）	铁离子还原能力/（μg·mL^{-1}）
0.0625	1.242±0.02
0.125	1.263±0.01
0.25	1.294±0.03
0.5	1.346±0.02
1.0	1.465±0.03
2.0	1.724±0.04

5.5.3　结论

生物活性肽的制备有多种途径，主要的方法有以下几种：首先是直接从自然界生物中直接提取的肽，这种肽是天然活性类物质，是生物体本身固有的，但是活性肽在生物体中含量微少，很难大规模获得；其次是合成生物活性肽，合成的方法包括 DNA 重组技术和化学方法，这种方法的成本过高，能够产生有毒的副产物；微生物发酵法是一种制备多肽的新方法，具有扩大微生物蛋白酶来源、产量高、成本低、周期短等优点，有着广阔的发展前景，但是微生物发酵法应用于食品开发存在着安全问题，因为用于食品开发的蛋白酶有限，有些产菌株已被证明有毒或是有害；目前最为成熟的生成生物活性肽的技术是酶解蛋白质法，投入低、产量高，具有良好溶解性、耐酸耐热性和较高的速溶性等优点使酶解技术在制备多肽中得以广泛的应用。

本实验条件下，得到鹿角胰蛋白酶酶解最佳工艺为：提取 pH 8.5、加酶量 4000U/g、酶解时间 4h、提取温度 50℃。经过验证，在此条件下的水解度为（17.25±0.43）%。鹿角多肽对 DPPH 自由基、ABTS 自由基和羟基自由基都具有较好的清除能力，对铁离子也具有较强的还原能力。显示出了较好的抗氧化活性，因此，实验所得的鹿角多肽的酶解条件对鹿角食品药品的相关方向研究具有重要意义。中药药效的发挥主要是通过其内在化学物质实现，本实验中，仅以鹿角多肽酶解多肽产物作为研究对象，进行了体外抗氧化活性研究，并未研究其内在的药理功效，可进一步进行相关物质的提取纯化以及深入的药理学试验研究，进一步探索鹿角的药理活性及保健功效，为今后鹿角的开发与利用提供理论基础。

5.6 鹿角多肽咀嚼片制备工艺研究

据研究，衰老和疾病都与人类或其他动物体内氧化产生的自由基脱不开关系，与癌症、老化、动脉硬化等的发病机理有关。由于自由基的外轨道上有未配对的电子，其性质活泼，不稳定。生物体内的自由基过多会影响细胞的结构和功能。过量的自由基也会影响食品等体系的稳定性。

摄入适量的抗氧化活性物质可以降低机体内自由基的含量，免受氧化损伤，预防疾病。某些肽具有抗氧化的性质，我们通常把这种能够抑制生物分子过氧化、清除自由基的生物活性肽称为抗氧化活性肽。人体内的生物活性肽的来源，有的是外源性的，摄取食物中的蛋白质在消化的过程中分解成了小分子的肽；还有的是内源性的，蛋白质降解所得到的氨基酸可在体内细胞中合成出多肽。肽和蛋白质都是由氨基酸所组成，从氨基酸的种类和营养角度并无区别。而小分子量的多肽恰恰有着蛋白质所不具有的生理调节能力。生物机体更易于吸收这种分子量小，结构简单，能被完整吸收的生物活性肽。在吸收有些二肽、三肽时可以不耗能直接进入血液中进行循环。微量的生物活性具有生理调节作用，所以在生物机体处于特殊环境时，为了提高生理机能，对人体补充一些生物活性肽是十分有必要的。

此外，动物肌肉中所含有肌肽可逆转体内已被氧化的细胞，可抑制由血红蛋白、金属离子、脂质氧化酶和单态氧等催化的氧化作用。某些肽和蛋白质水解物可以起到过氧化氢分解促进剂的作用，因而可降低自氧化速率。可见抗氧化活性肽在食品中有广阔的应用前景。前期实验研究结果表明，鹿角及其多肽具有较好的抗氧化活性，为本研究开发鹿角多肽咀嚼片奠定了一定的理论基础。

5.6.1　材料

5.6.1.1　材料、仪器和试剂

（1）材料。

鹿角多肽，来源前文酶解法制备获得。

（2）仪器。

100目、16目标准筛；单冲式压片机（上海天峰制药设备有限公司TDP-1.5）；恒温干燥箱（天津市泰斯特仪器有限公司202-2AB型电热恒温干燥箱）；崩解仪（天津大学精密仪器厂ZB-1C智能崩解仪）；片剂脆碎度检查仪（天津市矽新科技有限公司FT-2000片剂脆碎度检查仪）。

（3）试剂。

微晶纤维素（郑州食全食美商贸有限公司）；甘露醇；单晶冰糖；硬脂酸镁；25%乙醇溶液；菠萝香精（杭州西湖香精香料有限公司）；红茶粉。

5.6.1.2　试验方法

（1）鹿角多肽咀嚼片剂的制备。

称取实验室前期制备的鹿角多肽，加入微晶纤维素搅拌均匀，加入甘露醇搅拌均匀，放入干燥箱内烘干，烘干温度为50℃，烘干后研磨，研后细粉过100目筛，加入单晶冰糖细粉（单晶冰糖细粉要过100目筛），搅拌均匀，喷洒适量25%乙醇，使细粉捏之成团，压之即散，过16目筛制粒，50℃低温烘干颗粒，烘干后的颗粒过16目筛，用100目筛去细粉，在制好的颗粒中加入千分之一的硬脂酸镁，压片。

（2）鹿角多肽咀嚼片剂的处方筛选。

以《药典》所规定片剂下的外观、性状等相应要求为考核指标，通过预实验确定辅料种类。固定主料配比的条件下，结合文献推测其中影响制粒黏稠度的主要因素为单晶冰糖，影响其硬度的主要因素为微晶纤维素，影响其口感的主要因素为甘露醇，硬脂酸镁的加入可以增强颗粒的流动性，用以减

少片重的差异。因此，本实验主要考察单晶冰糖、微晶纤维素和甘露醇作为主要制剂辅料的配比关系，制粒后加入硬脂酸镁，压片。

（3）鹿角多肽咀嚼片剂的质量考察。

休止角：将制好的整粒由漏斗流出落于平面上形成圆锥状堆积体的倾斜角，锥底角即为休止角。休止角越小，摩擦力越小，流动性越好，一般 $\theta \leqslant 40°$ 时可以满足生产过程中的流动需求。

脆碎度：选取若干片剂重量为 0.65g 或以上的药片，使这些药片的总重量约为 6.5g；片剂重量大于 0.65g 的片剂取 10 片。使用吹风机除去片剂表面脱落的细粉，通过精密称其重量，放置在圆筒中，转动 100 次后取出片剂，用吹风机出去片剂的细粉，通过精密称其重量，减失的重量不超过转动前重量的 1%，并且不可以检测出断裂、龟裂以及粉碎的药片。本试验一般仅做 1 次。

崩解时限：取样品 6 片置于吊篮的玻璃管中，将吊篮挂于崩解仪的金属支架上，按照《中国药典》规定：浸膏或者半浸膏中药片都应该在 1h 内全部崩解，如果有 1 片不能完全崩解，重新选取 6 片复试。

5.6.1.3 鹿角多肽单因素考察方法

（1）单因素方法考察。

通过查阅大量文献，并进行预实验，初步确定出辅料配比为鹿角多肽：微晶纤维素：甘露醇：单晶冰糖 = 1:1:1:0.5，通过实验验证压片的片剂过于疏松，并且存在辅料过多，含药量少的问题，于是重新确定配比，使鹿角多肽含量变大，通过使单晶冰糖含量变大增加黏性，可以有效改善片剂疏松的问题，在提高鹿角含量的同时，还减少了辅料的用量，这样可以提高单片片剂含药量，增强使用方便性。

在此基础上，通过大量单因素实验调整片剂辅料配方。例如，如果发现此配方片剂脆碎度不够，提高微晶纤维素的含量；如果压出的片剂疏松，提高单晶冰糖的含量；如果压出的片剂口感不好，提高甘露醇的含量。每一种辅料的含量都是通过大量的实验来确定用量的，最后大致确定辅料的用量配比，当鹿角：微晶纤维素：甘露醇：单晶冰糖 = 3:3:2:1 时，压出的片剂较为理想。

在此基础上，在确保片剂质量的同时，为了进一步提高单位片剂含药量，我们试图寻找最低的辅料含量。分别做如下 3 组实验：第一组为辅料含量为上述总辅料的三分之一，第二组为上述总辅料的二分之一，第三组为上述的总辅料的三分之二，通过实验验证这三组实验压出的片剂都不理想，因此我们根据鹿角多肽：微晶纤维素：甘露醇：单晶冰糖 = 3：3：2：1 为中心数据，设计正交试验，试图寻找到药物辅料最佳配比。

（2）正交试验因素方法考察。

正交试验因素考察方法如下。

因素水平表：对影响产品成型和质量指标崩解时限等的辅料微晶纤维（A）、甘露醇（B）、单晶冰糖（C）分别设计 3 个水平，考虑到各因素间无交互作用，故采用正交表进行试验并计算，因素水平选取见表 5-13，试验安排见表 5-14。

表 5-13　因素水平表

水平	微晶纤维素（A）/份	甘露醇（B）/份	单晶冰糖（C）/份
1	25	14	8
2	30	17	10
3	35	20	12

表 5-14　正交试验设计

试验号	微晶纤维素（A）/份	甘露醇（B）/份	单晶冰糖（C）/份
1	1	1	1
2	1	2	2
3	1	3	3
4	2	1	2
5	2	2	3
6	2	3	1
7	3	1	3
8	3	2	1
9	3	3	2

正交试验因素考察结果见表 5-15~表 5-17。

表 5-15　正交试验所测得的相关数据

试验号	崩解时限/min	脆碎度/（剩余量%）	休止角/（°）
1	2.75	96.16	37
2	7.67	99.55	41
3	5.33	99.18	41
4	8.38	99.65	37
5	3.60	98.52	35
6	3.83	98.84	46
7	4.42	97.99	32
8	5.67	98.73	36
9	5.87	99.18	42

表 5-16　根据崩解时限的正交分析

试验号	微晶纤维素（A）/份	甘露醇（B）/份	单晶冰糖（C）/份
1	1	1	1
2	1	2	2
3	1	3	3
4	2	1	2
5	2	2	3
6	2	3	1
7	3	1	3
8	3	2	1
9	3	3	2
K_1	15.75	15.55	12.25
K_2	15.81	16.94	21.92
K_3	15.96	15.03	13.35
R	0.07	0.64	3.22
K_1^2	248.06	241.80	150.06
K_2^2	249.96	286.96	480.49
K_3^2	254.72	225.90	178.22

试验号	微晶纤维素（A）/份	甘露醇（B）/份	单晶冰糖（C）/份
Q	752.74	754.66	808.77
S	0.01	0.65	18.68

数据分析：

根据表5-16中离差平方和 S 可以直观看出3个因素对崩解时限的影响由大到小排列为 $C>B>A$。根据 K 值的大小，选出最佳辅料配比为 $A_3B_2C_2$。

表5-17　根据脆碎度的正交分析

试验号	微晶纤维素（A）/份	甘露醇（B）/份	单晶冰糖（C）/份
1	1	1	1
2	1	2	2
3	1	3	3
4	2	1	2
5	2	2	3
6	2	3	1
7	3	1	3
8	3	2	1
9	3	3	2
K_1	294.89	293.80	293.73
K_2	297.01	296.80	297.93
K_3	295.90	297.20	295.69
R	0.71	1.13	1.40
K_1^2	86960.11	86318.44	86277.31
K_2^2	88214.94	88090.24	88762.28
K_3^2	87556.81	88327.84	87432.58
Q	262731.86	262736.52	262472.17
S	0.75	2.30	2.94

数据分析：

根据表5-17中离差平方和 S 可以直观看出3个因素对脆碎度的影响由大

135

到小排列为 $C>B>A$。根据 K 值的大小，选出最佳辅料配比为 $A_2B_3C_2$。

由于正交试验时对两个因素进行的考察得出两个结果，为了方便选出最合适的辅料配比采用综合平衡法，综合平衡法是根据两组数据测得的结果，进行综合的比较分析，从实际出发考虑生产成本以及生产工艺的难易程度，最后确定最合适的因素水平组合。

5.6.1.4 验证试验

根据两种不同的评价指标，得到两个最佳配比；根据验证试验，得出一个最佳配比。为了进一步确定最佳配比，根据上述配比数据，制成相应的片剂，并以正交试验实验组内所测的最优数据组（$A_3B_2C_2$、$A_2B_3C_2$）制得片剂进行对比，进一步进行试验，对再次测得相关数据进行比较，以便于选出最佳的配比（表5-18）。

表5-18 选出的最佳辅料配比测得的相关数据

配比	细粉得率/%	崩解时间/min	脆碎度/（剩余量%）	休止角/（°）
（$A_3B_2C_2$）	78.83	5.50	99.45	36
（$A_2B_3C_2$）	80.12	5.27	99.68	40

数据分析：

两种最佳配比均优于正交试验实验组内所测得最优数据组（$A_3B_2C_2$、$A_2B_3C_2$）制得片剂所得数据。

两种最佳配比 C 因素的用量相同，A 因素和 B 因素存在差异，根据表5-18可以直观看出 $A_2B_3C_2$ 的崩解时限与脆碎度都要优于 $A_3B_2C_2$，由于 $A_2B_3C_2$ 比 $A_3B_2C_2$ 的辅料用量要少，更符合实际生产中节约成本的原则，所以选择 $A_2B_3C_2$，即鹿角多肽：微晶纤维素：甘露醇：单晶冰糖=3：2：1：3。

选择菠萝香精、红茶粉为添加剂，分别考察菠萝香精、红茶粉加入量对口感的影响，菠萝香精、红茶粉加入量为0.1%时，口感适宜，酸度最佳，因此确定菠萝香精、红茶粉加入量为0.1%。

5.6.2 实验结论

本论文根据单因素试验方法考察，确定单一辅料的用量梯度，湿法制粒，压成咀嚼片剂，利用正交试验优选出最佳辅料配比，据此进行验证试验，证明所制得咀嚼片剂质量达到《药典》所规定片剂项下的相应要求，且其质量优于单因素考察所得片剂质量，证明正交试验方法用于优选咀嚼片剂辅料配方有其优势。

5.7　鹿角多肽爽肤水制备及应用研究

鹿角蛋白质含量丰富，有 7 种人体所必需的氨基酸。同时富含丰富的蛋白质和多肽类物质，使鹿角的应用领域不断拓展，并且在保健和许多疾病治疗中发挥着重要的作用，从而逐渐受到人们的重视。我国现有的鹿角产品主要为鹿角胶、鹿角粉、鹿角霜、鹿角酒等初等加工品，目前对鹿角的加工还处于初级加工。而缺少像以鹿角为原料的保健品、化妆品等深加工产品，鹿角深加工产品发展的前景看好，应增大加工的科技含量，提高鹿角的附加值，扩大生产规模，来满足市场对鹿角产品多元化的需求。

我国鹿资源丰富，养鹿历史悠久，鹿产品应用于医疗以及保健方面历史久远，入药部位多，使用范围广。目前，我国已经药用的鹿产品大约可达 42 种。随着现代科学技术的发展以及医药新工艺对中药资源的挖掘不断深入，我国现有含鹿产品的中成药多达 381 种，而含有鹿产品的保健食品也有 171 种之多。鹿角是我国常用中药之一，始载于《神农本草经》，列为上品，具有益肾补虚、活血散瘀、消肿止痛的功效。由于鹿角具有良好的药用价值，使其成为我国医疗保健之良药，由于其含有丰富的蛋白质及多肽类物质，为其在化妆品中的开发及应用研究提供了研究基础，并且随着梅花鹿被列入《国家畜禽遗传资源目录》，其研究必将受到越来越多研究者的重视，其相关发展研究成果对全面提升梅花鹿产业整体竞争优势和核心竞争力，实现梅花鹿全产业链融合创新发展，发挥梅花鹿产业在乡村振兴中的优势作用提供坚强保障。在前期研究基础上，本研究开发以鹿角多肽为基源的保湿化妆品，为进一步开发鹿角资源奠定理论基础。

5.7.1　实验材料与试剂

5.7.1.1　实验材料

鹿角多肽，来源于前文制备得到。

5.7.1.2 实验试剂

丙二醇、甘油、甘油酸二钠、羟苯甲酯等，均购自通化市东昌区永鑫化工试剂站。

5.7.1.3 鹿角多肽爽肤水制备工艺

（1）将水、甘油、PCA-钠、甘油酸二钾、羟苯甲酯等按约定比例混合溶解，并在80℃保温20min。

（2）搅拌降温至40℃。

（3）加入保湿剂和增溶剂，同时加入鹿角多肽及防腐剂搅拌溶解并降温到30~35℃，过滤出料，陈化24h，得到产品。

5.7.1.4 鹿角多肽爽肤水应用研究

（1）鹿角多肽爽肤水抑菌实验研究。

分别取50μL、100μL、150μL、200μL鹿角爽肤水涂于LB培养基中，待全部吸收后，均匀涂抹大肠杆菌，并于37℃培养12~16h，观察大肠杆菌生长状况。以鹿角多肽原液作为阳性对照。

（2）鹿角爽肤水对黑色素瘤细胞抑制作用研究。

①制备含鹿角多肽50μg/mL、100μg/mL、200μg/mL爽肤水溶液备用。

②将称量瓶置于烘箱内烘至恒重，精确称取样品100mg于称量瓶内，然后将其放置在装有饱和碳酸钠溶液的干燥器内，24h、48h、72h、96h后称其重量，测定其保湿效果。

③采用DEME培养基培养B16F10细胞，待细胞长满至培养皿的80%~90%状态，0.125%胰蛋白酶消化，加入步骤（1）多肽，再继续培养2~3d，收集细胞。

④细胞中加入PBS缓冲液，含1%TritonX-100，-80℃和37℃中反复冻融3~4次，12000r/min离心，取上清即为酶液，调齐蛋白浓度。然后取30μL酶液，加入70μL 1mg/mL的L-DOPA，37℃避光反应25~30min，于575nm处测吸光值。测定其对B16F10酪氨酸酶活性的影响。

5.7.2　结果与分析

5.7.2.1　鹿角多肽爽肤水对大肠杆菌抑菌效应

不同浓度的鹿角多肽爽肤水对大肠杆菌表现出一定的抑菌作用（图5-29），同阳性对照相比，没有明显差异，且不同处理间没有呈现出数量效应，从一定程度上证明了鹿角多肽具有抑菌作用，为合理开发利用鹿角多肽提供理论依据。

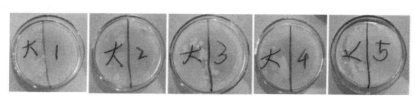

图5-29　鹿角爽肤水对大肠杆菌抑菌效果

1—鹿角多肽原液　2~5—50~200μL鹿角爽肤水

5.7.2.2　鹿角多肽爽肤水人体感官评价结果

鹿角多肽爽肤水的人体感官评价结果见表5-19，该产品具有很好的铺展性、滋润性、渗透性，基本没有粘起感和油腻感，对皮肤无刺激性，可直接使用，具有良好的保湿效果。

表5-19　鹿角爽肤水人体感官评价

评价	感受
铺展性	能均匀涂抹，铺展性良好
滋润性	涂抹之后能明显感觉皮肤变得细腻，滋润性良好
渗透性	产品能迅速渗透到皮肤中被吸收，渗透性良好
粘起感	产品能很好地被吸收，没有粘起感
油腻性	涂抹后有清爽感，没有油腻性
直接使用性	产品可以直接使用，对皮肤没有刺激
后期使用性	产品有很好的保湿功效，适合长期使用

5.7.2.3 鹿角爽肤水对小鼠黑色素瘤细胞抑制实验研究

皮肤黑化、雀斑、褐斑和老年斑的出现都与体内酪氨酸酶和过氧化氢酶的活性增高密切相关。皮肤美白剂的美白机理主要在于抑制新的黑色素生成，加速已有黑色素的分解。皮肤美白机理主要是抑制有关黑色素生成的相关酶、抑制黑色素细胞增殖、抑制黑色素转移、抑制黑色素合成相关基因的表达以及黑色素的分解与代谢。在本研究中，鹿角爽肤水对小鼠 B16F10 黑色素瘤细胞增殖有一定的抑制作用（图 5-30），且呈现出一定的浓度依赖性。250μg/mL 鹿角爽肤水对小鼠 B16F10 黑色素瘤细胞的黑色素生成起抑制作用，因此具有一定的美白效果。

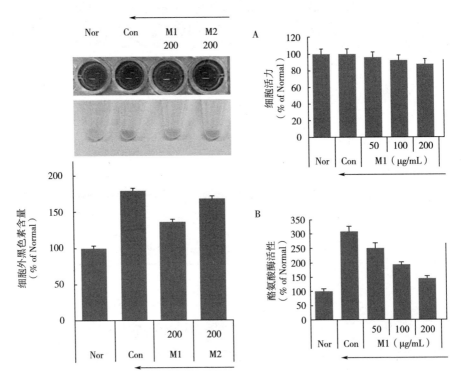

图 5-30 鹿角爽肤水对小鼠黑色素瘤细胞抑制作用及酪氨酸酶活性抑制作用

5.7.3 结论

常见的化妆品剂型有化妆水、乳液、凝胶、乳霜、精华液、软膏等。保湿化妆品作用于皮肤表面来达到保湿目的，作用主要可以分为保水和吸湿两方面。第一种，化妆品可以在皮肤表面形成一层保湿保护膜，其封闭的特性可以减缓皮肤水分的流逝，从而起到保水的作用；第二种，化妆品中的保湿剂与环境中的水强力结合，使水分停留在皮肤中，维持角质层的湿润。罗敏等设计的化妆品保湿理化评价方法的测量原理是根据保湿剂与水分子之间结合力的差异来测定的。将皮肤含水量的大小通过其他的物理量来表示，测定并计算使用化妆品前后受试皮肤水分变化的情况，最终能够评价产品的保湿性能。

　　健康皮肤的状态主要受以下两个原因影响：①皮肤中的色素、胡萝卜素以及皮肤血液中的氧化血红蛋白、还原血红蛋白；②皮肤本身的结构、厚度有所不同，光线在皮肤表面的散射现象也有所不同，最终影响皮肤状态。当皮肤表皮较薄时，皮肤受到光线照射会呈现出血液的颜色，形成白里透红的效果；当皮肤表皮较厚时，皮肤透光度低，光线照在皮肤上会形成发黄、暗淡的状态。真黑色素和褐黑素的含量及分布会使人体皮肤颜色出现不同程度的差异，当黑色素细胞收到加速制造黑色素的信息时，真黑色素会出现异常的增长和分布，最终导致皮肤出现局部过黑与色素沉积。其受到的影响非常复杂。在酪氨酸酶的作用下，皮肤细胞中的酪氨酸被逐渐氧化，之后通过代谢反应最终生成黑色素。为了实现皮肤的美白祛斑，我们通常会采用两种方法：阻断色素生成的途径；将体内已有的色素代谢掉。常见化妆品美白祛斑的主要途径就是抑制和去除黑色素。由于黑色素的产生需要在酪氨酸酶的作用下进行，因此可以通过抑制酪氨酸酶活性实验来证明美白化妆品的功能性。

第六章　鱼鳔胶原蛋白制备及抗氧化活性研究

　　我国水产品加工历史悠久，特别是近年来随着我国渔业迅猛发展，以水产品为原料的功能食品逐渐兴起，但加工方式仍然落后，尤其是在加工过程产生的下脚料如鱼鳔、鱼皮等，如随意丢弃，不仅污染环境，也造成资源浪费。

　　鱼鳔是鱼类的辅助呼吸器官系统，在大多数的硬骨鱼类中均具有。从其结构上来看，刚经过处理的鱼鳔为白色的半透明状，将其晒干后，可以观察到很多的褶皱与裂纹。干燥的鱼鳔多压制成长圆形的薄片，为淡黄色、角质状，略有光泽。鱼鳔的重要成分是优质胶原蛋白、各种维生素和钙、锌、铁、硒，以及各种微量元素。其中，蛋白质含量超过了 84.2%，而脂肪则仅为 0.2%，是最理想的高蛋白质、低脂肪食物，是人类填充、制备蛋白质的重要原材料，而且极易消化吸收和使用。

　　鱼鳔作为鱼类加工过程中常见的下脚料，具有很强的药用养生价值。早在《本草纲目》中记载，鱼鳔不仅具有散瘀消肿作用，而且对伤后出血不止、咳嗽吐血、妇女难产抽搐均有作用；此外，鱼鳔中胶原蛋白含量丰富，现已明确胶原蛋白与免疫球蛋白一样，是与各组织、器官的功能相关的蛋白，其作为一种具有保健功能的产品已被广泛接受。《本草求原》中记载，鱼鳔对骨折、筋脉受损、固精培元均有良好的作用效果。鱼鳔胶作为一种良好的滋补品，在我国已被广泛使用近千年，具有修复皮肤损伤、补精益血的良好效用。同时近些年由于疯牛病、口蹄疫等产然性疾病的发生，使陆生来源的胶原蛋白的利用受到了限制，而水生来源胶原蛋白以其低污染、来源广而越来越受到人们的青睐。此外研究也证实了，在海洋中的动物蛋白质及其多肽被加工做成药品，有着良好的效果，例如，在预防和治疗癌症中具有所用的剂量较小、药品的效果好，以及低毒副作用等突出优势，所以有着很大的使用价值，而且能够进行更广泛的研究和使用。

　　因此，以鱼鳔为原料提取胶原蛋白既减少了资源浪费又增加了经济效益，既保护了环境又开发了新产品。同时为其在食品中的应用提供了理论依据及技术支持。

6.1　材料与方法

6.1.1　材料与仪器

6.1.1.1　材料

　　干燥鱼鳔（即鱼胶），通化皇嘉鹿业有限公司；胃蛋白酶（30000U/g），源叶生物；碱性蛋白酶（60000U/g）、胰蛋白酶（250000U/g），北京索莱宝公司；2，2′-联氮双（3-乙基苯并噻唑啉-6-磺酸）二铵盐（ABTS，纯度98%），西亚试剂；无水磷酸二氢钾（99.5%）、无水磷酸氢二钾（99%），萨恩化学；甲醇、磷酸、醋酸等常规化学试剂均为国产分析纯。

6.1.1.2　仪器

　　DHG-9245A 型恒温箱，上海一恒科技有限公司；TDL-5-A 型号低速大容量离心机，上海安亭科学仪器；JJ2-型组织捣碎匀浆机，江苏省金坛市荣华仪器制造有限公司；HWS12 型电热恒温水浴锅，上海-恒科技有限公司；FD-1A-50 型号真空冷冻干燥箱，北京博医康实验仪器有限公司；C21-Simple101 电磁炉，广东美的生活电器制造有限公司；ReadMax1900Plus 型光吸收酶标仪，上海闪普生物科技公司；BSA224S-CW 型电子天平，赛多利斯科学仪器（北京）有限公司。

6.1.2　实验方法

6.1.2.1　蛋白酶解法制备鱼鳔抗氧化肽工艺

　　取干鱼鳔，称量，剪碎，放在热水中浸泡，4℃下过夜，60℃下煮沸约

1h，再注入组织捣碎匀浆机，搅动约 30min，待其变为黏液状物质后，热水浴 60℃下 1h，经二次萃取后合并筛液，即得鱼鳔蛋白溶液；一般选用胃蛋白酶，胰蛋白酶，以及碱性蛋白酶作为本试验用酶，等到实验材料冷至常温后再进行以下步骤：将鱼鳔蛋白溶液酸度调整至各酶的最适 pH，然后分别在每个试管中添加约 10000U/g 的蛋白质酶溶液（表 5-20），把水浴锅的水温调至各个酶的最佳工作温度条件，随后在各酶的最适工作温度条件下开始进行酶解反应，总反应时间约为 5h。待酶解完毕后，将鱼鳔蛋白质溶液放入沸水中进行灭酶，灭酶持续时间约为 10min，经离心机离心，转数约为 4000r/min，离心持续时间约为 15min，再将所得鱼鳔蛋白质溶液的上清液取出，将之放入真空冷冻干燥机中，冷却持续时间约为 48h，即得由水酶法所提取出的鱼鳔多肽溶液。各蛋白酶法最适条件见表 6-1。

表 6-1　不同蛋白酶最适水解参数

酶种类	最适温度/℃	最适 pH	加酶量/（U·g⁻¹）	酶解时间/h
胃蛋白酶	37	3.0	10000	5
胰蛋白酶	50	8.0	10000	5
碱性蛋白酶	50	9.0	10000	5

6.1.2.2　碱性蛋白酶酶解鱼鳔蛋白产生抗氧化肽的工艺优化

（1）单因素实验。

单因素实验是指只对一个因素进行实验，而将其他因素都固定。通过探究不同条件下（pH、温度、加酶量、时间）溶液对 ABTS 的清除率，从而来确定最佳方案。

（2）正交试验设计。

正交试验改善了碱性蛋白酶抗氧化肽酶解的技术方法。通过得到的最佳酶为碱性蛋白酶来继续进行以下实验，使用最佳酶解参数来确定反应中各条件，以及通过单因素实验所得到的结论，选择了 $L_9(3^4)$ 正交试验设计，探讨以下 4 种条件对蛋白质酶水解度的影响，在加入碱性蛋白酶的作用条件下，得出制备鱼鳔抗氧化肽的最佳条件，见表 6-2。

表 6-2　正交试验因素与水平

水平	因素			
	A（pH）	B（酶解温度）/℃	C（酶添加量）/（$U \cdot g^{-1}$）	D（酶解时间）/h
1	9.0	50	10000	5
2	10.0	55	12000	6
3	11.0	60	14000	7

6.1.3　数据处理

数据通过 SPSS17.0 软件完成了显著性差异分析，结果为差异显著 p 值< 0.05，Office excel 2003 软件实现了数据分析与作图。每次设置 3 个平行实验，结果用平均值±标准差显示。

6.2　结果与分析

6.2.1　各蛋白酶最适条件下的 ABTS 清除率

如图 6-1 所示，不同蛋白酶酶解抗氧化肽的 ABTS 清除率存在一定的差异，但都与所使用的试剂浓度有关，随着浓度不断升高，ABTS 清除率不断升高。在不同浓度中，碱性蛋白酶酶解效果最优。在相同浓度为 5mg/mL 时，碱性蛋白酶酶解抗氧化肽的 ABTS 清除率最高。在后续试验中，通过选用 ABTS 清除速率最大的碱性蛋白酶酶解抗氧化肽，实现了酶解工艺优化。

6.2.2　碱性蛋白酶酶解鱼鳔蛋白产生抗氧化肽单因素实验结果

6.2.2.1　pH 对碱性蛋白酶酶解鱼鳔抗氧化肽 ABTS 清除率的影响

由图 6-2 可以看出，ABTS 清除率与 pH 有关，随着 pH 的不断增加，清除率在逐渐增大，当 pH=10 时，清除率是最高的；然后继续加大 pH，反而抑制了 ABTS 的清除率。所以，在这种条件下，适宜的 pH 值为 10。

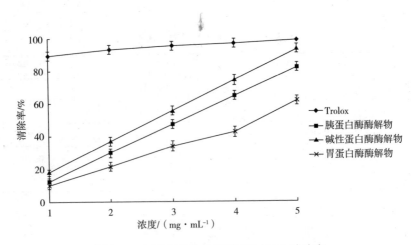

图 6-1　各蛋白酶最适条件下的 ABTS 清除率

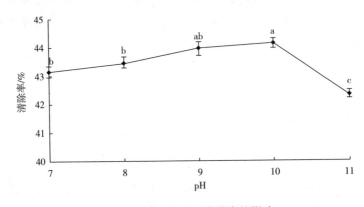

图 6-2　pH 对 ABTS 清除率的影响

6.2.2.2　酶添加量对碱性蛋白酶酶解鱼鳔抗氧化肽 ABTS 清除率的影响

由图 6-3 可以看出，在酶添加量小于 12000U/g 时，通过观察 ABTS 的清除率，可以了解到，清除率显示出了显著的升高趋势（$p<0.05$），当添加量为 12000U/g 时，ABTS 清除率到最大值。所以，选择 12000U/g 时为最佳。

6.2.2.3　酶解时间对碱性蛋白酶酶解鱼鳔抗氧化肽 ABTS 清除率的影响

由图 6-4 可看到，由于酶解时间的增长，ABTS 清除率在 3~6h 期间明显上升（$p<0.05$），而由于酶解时间的增长，使鱼鳔抗氧化肽 ABTS 的清除率进一步上升，到了 6h 后到达高峰，但此后延长时间对 ABTS 清除率的影响改变并不明显（$p>0.05$）。这或许是由于在酶解后 6h 时，多肽的提取量已经达到

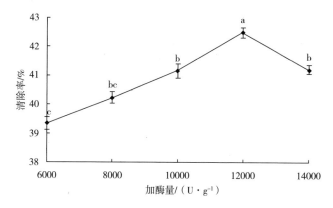

图6-3 酶添加量对ABTS清除率的影响

了平衡；另外，长时间的提取，也会造成资源浪费。所以，考虑到节约资源和生产成本而选择最适宜酶解的时间约为6h。

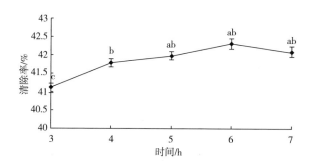

图6-4 酶解时间对ABTS清除率的影响

6.2.2.4 酶解温度对碱性蛋白酶酶解鱼鳔抗氧化肽ABTS清除率的影响

从图6-5可得知，在温度条件为45~60℃的范围内，由于环境温度提高，ABTS清除率明显提高（$p < 0.05$），此时的ABTS清除率已到达历史最高。因为温度不断增加，有助于将抗氧化肽分子分离出来，但温度如果达到了60℃，则蛋白质和多肽分子就可能会有部分失去其原本活性，会使ABTS清除率下降。所以，选择的温度是在60℃。

6.2.3 碱性蛋白酶酶解鱼鳔蛋白产生抗氧化肽正交试验结果

在单因素试验的基础上，以ABTS的清除率来判断最佳的实验设计方法，

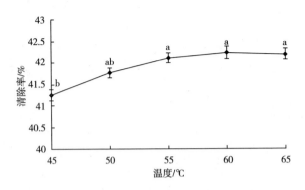

图 6-5　酶解温度对 ABTS 清除率的影响

通过实验，筛选出碱性蛋白酶酶解所得到的鱼鳔蛋白质的最佳工艺参数，具体实验结论见表 6-3。

表 6-3　正交试验设计及结果

试验号	A（pH）	B（温度）/℃	C（加酶量）/（U·g^{-1}）	D（时间）/h	清除率/%
1	1	1	1	1	43.01
2	1	2	2	2	40.21
3	1	3	3	3	35.38
4	2	1	2	3	37.36
5	2	2	3	1	36.69
6	2	3	1	2	41.69
7	3	1	3	2	36.16
8	3	2	1	3	37.38
9	3	3	2	1	42.16
K_1	39.53	38.84	40.69	40.62	
K_2	38.58	38.09	39.91	39.35	
K_3	38.57	39.74	36.08	36.70	
R	0.97	1.65	4.62	3.91	
因素主次			$C>D>B>A$		
最优组合			$A_1B_3C_1D_1$		

由极差分析，可以确定影响碱性蛋白酶酶解鱼鳔蛋白产生抗氧化肽工艺的主次因素是加酶量>酶解持续时间>酶解温度>pH，最好的提取条件为

$A_1B_3C_1D_1$，即提取的最适合 pH 为 9、提取的最适合水温为 60℃、最适合的加酶量为 10000U/g、最适合酶解持续时间为 5h。按最佳理论要求进行实验，测得 2mg/mL 时 ABTS 清除率为（43.25±0.95）%。

6.3 结论

鱼鳔碱性蛋白质酶酶解的最佳工艺条件是：最适合提取 pH 为 9、最适合的加酶量为 10000U/g、最适合的酶解持续时间为 5h、最适合提取温度为 60℃。通过试验，在此条件下的 ABTS 消除率约为（43.25±0.95）%。所以，酶解鱼鳔蛋白质产生抗氧化肽的条件对与鱼鳔有关的食物中和药物研究具有重要意义。本实验仅以鱼鳔抗氧化肽为研究对象，未研究其体内药理作用。它还能够深入提炼和纯化有关产物，并在药理学方面开展了广泛的试验研究，以便深入研究鱼鳔的药物活性与保健作用，为未来鱼鳔的合理利用提供理论依据。

参考文献

[1]许华祯. 草和黄芪活性成分的提取分离与体外抗化协同作用研究[D]. 广州:暨南大学,2021.

[2]WANG X,LIANG Y,LIU D,et al. Study on genetic diversity of Astragalus membranaceus var. mongholicus populations in Inner Mongolia[J]. Chin. J. Grassl,2018,1:42-48.

[3]GONG A G,DUAN R,WANG H Y,et al. Evaluation of the pharmaceutical properties and value of Astragali Radix[J]. Medicines,2018,5(2):46.

[4]LIU J Q,YANG J H,ZHU G. Life histories of endangered Astragalus membranaceus population [J]. Pratacultural Science,2011,2.

[5]YANG G,ZENG Y,GUO L P,et al. Research progress on standards of commodity classes of Chinese materia medica and discussion on several key problems[J]. China journal of Chinese materia medica,2014,39(9):1733-1738.

[6]YAN S,XIUPING L,WEILIANG B,et al. Effects of astragalus on cell proliferation and apoptosis in laryngeal carcinoma cell line[J]. Practical Pharmacy and Clinical Remedies, 2013,16(1):5-7.

[7]WAN Y,LI Z,QIN X. Verification of specification grading for Astragali Radix goods and consideration about the quality of Astragali Radix[J]. Chin Med U Res Prac(Chin),2016,30:61-67.

[8]AGYEMANG K,HAN L,LIU E,et al. Recent advances inAstragalus membranaceus anti diabetic research:pharmacological effects of its phytochemical constituents[J]. Evidence-Based Complementary and Alternative Medicine,2013.

[9]CHU C,CAI H X,REN M T,et al. Characterization of novel astragaloside malonates from Radix Astragali by HPLC with ESI quadrupole TOF MS[J]. Journal of Separation Science,2010,33 (4-5):570-581.

[10]WANG Z,ZHU W,CHEN Y,et al. Flavonoids from the leaves of Astragalus membranaceus [J].Chinese Traditional Patent Medicine,2017,39(8):1634-1638.

[11]LI X,QU L,DONG Y,et al. A review of recent research progress on the astragalus genus[J]. Molecules,2014,19(11):18850-18880.

[12]ZHANG J,ZHANG W,REN L,et al. Astragaloside IV attenuates IL-1β secretion by

enhancing autophagy in H1N1 infection[J]. FEMS microbiology letters, 2020, 367(4): fnaa007.

[13] YANG R Q, XU Q, HUANGFU Z M, et al. Effect and mechanism of astragaloside Ⅳ on Toll-like receptor pathway in fibrotic mice after renal ischemia-reperfusion[J]. China journal of Chinese materia medica, 2018, 43(18): 3729-3739.

[14] LIU X, DAI C. Advances in understanding and management of residual renal function in patients with chronic kidney disease[J]. Kidney Diseases, 2016, 2(4): 187-196.

[15] YOU L Z, LIN Y X, FANG Z H, et al. Research advances on astragaloside-Ⅳ in treatment of diabetes mellitus and its complications pharmacological effects[J]. China journal of Chinese materia medica, 2017, 42(24): 4700-4706.

[16] GORRINI C, HARRIS I S, MAK T W. Modulation of oxidative stress as an anticancer strategy [J]. Nature reviews Drug discovery, 2013, 12(12): 931-947.

[17] KAI Z, MICHELA P, ANTONIO P, et al. Biological active ingredients of traditional Chinese herb Astragalus membranaceus on treatment of diabetes: a systematic review[J]. Mini reviews in medicinal chemistry, 2015, 15(4): 315-329.

[18] 尹佳婷. 黄芪对自然衰老小鼠肠道功能及菌群稳态的调控作用研究[D]. 南京: 南京中医药大学, 2022.

[19] 朱潇潇. 黄芪多糖延缓血管内皮细胞衰老的作用及其机制探讨[D]. 北京: 中国人民解放军医学院, 2019.

[20] 李倩. 黄芪总黄酮对自然衰老大鼠脑组织炎症反应的影响及相关机制[J]. 北华大学学报(自然科学版), 2018, 19: 745-749.

[21] 乔玉琪. 黄芪水提物延缓果蝇衰老及其作用机制研究[D]. 太原: 山西大学, 2020.

[22] 唐石欢, 张先平, 彭露, 等. 黄芪多糖对衰老小鼠造血干细胞凋亡的影响[J]. 黑龙江中医药, 2021, 50: 448-449.

[23] 姚惠, 顾丽佳, 郭建友. 黄芪多糖改善老年大鼠的学习记忆水平及其机制研究[J]. 中国中药杂志, 2014, 39: 2071-2075.

[24] 李嘉禾. 利用线虫模型研究黄芪水提物和黄芪多糖抗阿尔兹海默病的作用机制[D]. 长春: 吉林大学, 2020.

[25] 薛晓利. 在秀丽隐杆线虫中黄芪甲苷抗衰老的作用机制研究[D]. 太原: 山西大学, 2018.

[26] 李树义. 黄芪多糖对小鼠机体免疫功能的影响[D]. 唐山: 河北联合大学, 2014.

[27] 尚书英. 黄芪甲苷对辐射诱导脑细胞抗衰老机理的初探[D]. 兰州: 兰州大学, 2019.

[28] 张阳焕, 袁洋, 孙曼捧, 等. 环黄芪醇抗衰老药理作用的研究进展[J]. 中国细胞生物学学报, 2021, 43: 2078-2084.

［29］章诗迪. 环黄芪醇提取物的制备及其抗衰老活性研究［D］. 杭州:浙江工业大学,2016.

［30］Chang,I M. Anti－aging and health－promoting constituents derived from traditional oriental herbal remedies:information retrieval using the TradiMed 2000 DB［J］. Annals of the New York Academy of Science,2001:928,281－286.

［31］LI H M,ZHAO D W,ZHANG P X. Mechanism of Astragalus for anti－aging on serum pharmacology in human embryonic lung diploid fibroblasts(HELF)［J］. Chinese Journal of Getontology,2005,25(12):1530-2.

［32］ZHAO L F,ZHENG Y S,PIAO H S,et al. ,Antisenility effect of astragalus polysaccharide and total ginsenoside on senile mice［J］. Journal of Medical Science Yanbian University,2006,12(29):249-251.

［33］ZHANG P X,PIAO J H,OU Q et al. Effect of Astragalus on aged mice mitochondrial Mn-SOD,MDA and brain cell apoptosis［J］. Chinese Journal of Getontology,2003,23(9):596-7.

［34］ZHENG L L,WU R S. Research and application of zebrafish in experimental animals［J］.Journal of Nanhua University(Medical Edition),2008,36(2):249-251.

［35］CHUENLEI PARNG,WEN L S,CARLOS SEMINO et al. Zebrafish:A Preclinical Model for Drug Screening［J］. Assay and Drug Development Technologies,2002,(1):41-48.

［36］STEPHANE, BERGHMANS, RYAN D. Murphey et al. tp53 mutant zebrafish develop malignant peripheral nerve sheath tumors［J］. PNS 2005,102(2):407-412.

［37］SHINTARO IMAMURA,JUNZO UCHIYAMA,ERIKO KOSHIMIZUL,et al. A Non－Canonical Function of Zebrafish Telomerase Reverse Transcriptase Is Required for Developmental Hematopoiesis［J］.PLOS ONE 2008,3(10):1-20.

［38］WIEBUSCH L,HAGEMEIER C. p53-and p21-depedent premature APC/C-Cdh1 activation in G2 is part of the long-term response to genotoxic stress［J］. oncogene(in press).

［39］HARLEY C B,FUTCHER A B,GREIDER CW. Telomeres shorten during aging of human fibroblasts［J］. Nature,1990,345(6274):458-460.

［40］BODNAR A G,OUELLETTE M,FROLKIS M,et al. Extension of life-span by introduction of telomerase into normal human ells［J］. Science,1998,279(5349):349-352.

［41］BEN-PORATHI,WEINBERG R A. When cells get stressed:an integrative view of cellular senescence［J］. Clin Invest,2004,113(1):8-13.

［42］夏广清,韩晓娟. 黄芪多糖对斑马鱼发育及与衰老相关基因表达的影响［J］. 中国药学杂志,2012,13:1039-1041.

［43］尉冰. 灵芝多糖对小鼠实验性溃疡性结肠炎的免疫调节作用的研究［D］. 沈阳:中国医科大学,2018.

［44］GIAVASIS I. 16-Production of microbial polysaccharides for use in food. Microbial Production of Food Ingredients[J]. Enzymes and Nutraceuticals:Woodhead Publishing,2013:413-468.

[45]KOMURA D L,CARBONERO E R,GRACHER A H,et al. Structure of Agaricus spp. fucoga-lactans and Their anti - inflammatory and antinociceptive properties [J]. Bioresource technology,2010,101(15):6192-6199.

[46]ROSADO F R,CARBONERO E R,CLAUDINO R F,et al. The presence of partially 3-O-meThylated mannogalactan from The fruit bodies of edible basidiomycetes Pleurotus ostreatus "florida" Berk. and Pleurotus ostreatoroseus Sing[J]. FEMS microbiology letters 2003, 221 (1):119-124.

[47]ROESSLER A,GOSWAMI N,HADITSCH B,et al. Modulation of plasma adrenomedullin by epinephrine infusion during head up tilt[J]. European journal of applied physiology,2011,111 (3):531-537.

[48]SMIDERLE F R,BAGGIO C H,BORATO D G,et al. Anti-inflammatory properties of The me-dicinal mushroom Cordyceps militaris might be related to its linear(1→3)-beta-D-glucan [J]. PloS one,2014,9(10):e110266.

[49]SILVEIRA M L,SMIDERLE F R,AGOSTINI F,et al. Exopolysaccharide produced by Pleuro-tus sajor-caju:its chemical structure and anti-inflammatory activity[J]. International journal of biological macromolecules,2015,75:90-96.

[50]贡济宇,于波,于澎,等. 酚硫酸法测定灵芝多糖含量的实验研究[J]. 长春中医学院学报,2002(1):45.

[51]金鑫,熊川,李萍,等. 三株海南岛野生灵芝的鉴定、多糖组成及其抗氧化活性研究[J]. 天然产物研究与开发,2020,32:190-198.

[52]冯道俊. 灵芝的化学成分、功效及药理作用[J]. 特种经济动植物,2006(8):39-40.

[53]张鑫. 灵芝多糖的提取优化、结果表征及抗氧化活性研究[D]. 聊城:聊城大学,2022.

[54]应一君,刘艳芳,张劲松,等. 紫芝子实体活性多糖的纯化和结构解析[J]. 食品与生物技术学报,2019,38(1):133-138.

[55]黄珊珊,邓卅,张厚利,等. 药用大型真菌灵芝中的三萜酸类成分研究[J]. 中国微生态学杂志,2015,27(12):1392-1396,1402.

[56]王洪存,孙树英. 野生与栽培泰山赤灵芝氨基酸分析[J]. 中国中药杂志,1991,16(1):21-22.

[57]谢苗. 灵芝多糖的提取分离、结构表征及抗氧化活性研究[D]. 聊城:聊城大学,2021.

[58]操丽丽,周俊,郑峰,等. 高压热水提取灵芝多糖及对其抗氧化活性的影响[J]. 食品科学技术学报,2018,36(2):58-62,77.

[59]陈杰,董扬,鲁吉珂,等. 3 种不同产地灵芝子实体粗多糖体外抗氧化活性比较研究[J]. 食品工业科技,2016,37(21):100-104.

[60]牟建楼,刘亚琼,马艳莉,等.灵芝水提物及其抗氧化性研究[J].食品科技,2015,40
(11):176-181.

[61]康峰.灵芝多糖对长期运动大鼠巨噬细胞吞噬功能及 NO 和 IL-1β 表达的影响[J].动
物医学进展,2017,38(6):61-65.

[62]蔺丽,方能虎,吴旦.灵芝的主要生物活性研究概况[J].中国食菌,2002,21(3):
38-40.

[63]谢怡琼,王琪瑞,孙思雅,等.灵芝的药理作用和临床应用研究进展[J].临床医学研究
与实践,2020,005(10):191-193.

[64]刘维,虎虓真,朱莉,等.灵芝三萜的研究与应用进展[J].食品科学,2019,40(5):
309-315.

[65]KINO K.Immunomodulator,LZ-8,prevents antibody production in mice[J].International
journal of immunopharmacology,1991,13(8):1109-1115.

[66]张瑞婷,周涛,宋潇潇,等.灵芝活性成分及其药理作用的研究进展[J].安徽农业科
学,2018,46(3):18-19,22.

[67]陈慧翻.长白山灵芝多糖对 Pg-LPS 刺激的巨噬细胞炎症介质表达的影响[D].长春:
吉林大学,2022.

[68]王芷宁.灵芝抗肿瘤肺转移作用的初步评价[D].长春:吉林农业大学,2022.

[69]许兰仙,马文平.多糖抗氧化研究进展[J].食品工艺,2016(9):48-49.

[70]WANG J L,WANG Y X,XU L,et al.Synthesis and structural features of phosphorylated Arte-
misia sphaerocephala polysaccharide[J].Carbohydrate Polymers,2018,181:19-26.

[71]CHEN L,HUANG G L.Antioxidant activities of phosphorylated pumpkin polysacharide[J].In-
ternational Journal of Biological Macromolecules,2019,125:256-261.

[72]ZHOU YI,ZHANG LIANG,XIAO NING,et al.Recent Advances of Study on the Antitumor
Alkaloids from Ascidia[J].Asia-Pacific Traditional Medicine,2008,4(2):63-67.

[73]NI FUTAI,ZHUANG Y.Progress on plant polysaccharide[J].Journal of Mudanjiang Normal
University,2010(73):34-36.

[74]LV CHAOTIAN,YAO XIANGYANG,SUN CHENG.Progress of Researches on Main Active
Substances and Pharmacology of Ganoderma Lucidum[J].Journal of Anhui Agri.Sci Bull,
2011,17(1):50-51,91.

[75]MAO Jian,M A Haile.Research Progress of Ganoderma lucidum Polysaccharides[J].Food
Science,2010,31(1):295-299.

[76]GUANGQING XIA,JUNYI ZHU,WEI LIU,et al.Effect of astragalus,ganoderm a lucidum and
lycium polysacchride on zebrafish senescence[C].The 2012 International Conference on Bio-
medical Engineering and Biotechnology,2012(2):1010-1011.

[77] XIA Guangqing, Han Xiaojun. Effect of Astragalus Polysaccharide on Cell Proliferation and the Relevant Gene Expression During Senescence of Zebrafish[J]. Chin Pharm J,2012,47(13): 1039-1041.

[78] DIMRI G P,LEE X,BASILE G,et al. JA biomarker that identifies senescent human cells in culture and in aging skin in vivo[J]. Proc. Natl Acad. Sci. USA,1995,92:9363-9367.

[79] CAO L,LI W,KIM S,et al. Senescence,aging,and malignant transformation mediated by p53 in mice lacking the Brca1 full-length isoform[J]. Genes Dev,2003,17:201-203.

[80] KEYES WM, WU Y, VOGEL H, et al. p63 deficiency activates a program of cellular senescence and leads to accelerated aging[J]. Gene Dev,2005,19:1986-1999.

[81] JASKELIOFF M,MULLER F L PAIK,et al. Telomerase reactivation reverses tissue degeneration in aged telomerase-deficient mice[J]. Nature. 2011,469:102-106.

[82] WYLLIE F S,JONES C J,SKINNER,et al. Telomerase prevents the accelerated cell ageing of Werner syndrome fibroblasts[J]. Nature Genet,2000,24:16-17.

[83] IKEGAMI R, ZHANG J, RIVERA - BENNETTS AK, et al. Activation of the metaphase checkpoint and an apoptosis programme in the early zebrafish embryo by treatment with the spindle-destabilising agent nocodazole[J]. Zygote,1997,5:329-350.

[84] BODNAR A G,OUELLETTE M,FROLKIS M. Extension of life-span by introduction of telomerase into normal human cells[J]. Science,1998,279(5349):349-352.

[85] CHANG I M. 2001 Anti-aging and health-promoting constituents derived from traditional oriental herbal remedies:information retrieval using the TradiMed DB[J]. Annals of the New York Academy of Sciences,2000,928,281-286.

[86] BASTIANETTO S,QUIRION R. Natural extracts as possible protective agents of brain aging [J]. Neurobiology of Aging,2002,23,891-897.

[87] FAN Xinchun,ZHANG ZONGYU,TONG Tanjun. Biological markers of aging[J]. Life Sciences,1996,8(2):31-33.

[88] ZHANG J,WIDER B,SHANG H,et al. Quality of herbal medicines:challenges and solutions [J]. Complementary therapies in medicine,2012,20(1):100-106.

[89] 杨义芳,杨扬震,萧伟. 中药药效物质[M]. 上海:上海科学技术出版社,2012.

[90] RAJALAHTI T, ARNEBERG R, BERVEN F S, et al. Biomarker discovery in mass spectral profiles by means of selectivity ratio plot [J]. Chemometrics and Intelligent Laboratory Systems,2009,95(1):35-48.

[91] 肖小河,金城,赵振中,等. 论中药质量控制与评价模式的创新与发展[J]. 中国中药杂志,2007(14):1377-1381.

[92] 何毓敏,张长城,袁丁. 探讨基于谱效关系的中药质量评价的物元分析新方法[J]. 中

草药,2009,40(8):1182-1185.

[93]CHENG Y,WANG Y,WANG X. Brief communication:A causal relationship discovery-based approach to identifying active components of herbal medicine[J]. Computational biology and chemistry,2006,30(2):148-154.

[94]YU Y,YI Z,LIANG Y Z. Validate antibacterial mode and find main bioactive components of traditional Chinese medicine<i> Aquilegia oxysepala[J]. Bioorganic & medicinal chemistry letters,2007,17(7):1855-1859.

[95]KONG W-J,ZHAO Y-L,XIAO X-H,et al. Quantitative and chemical fingerprint analysis for quality control of Rhizoma Coptidischinensis based on UPLC-PAD combined with chemometrics methods[J]. Phytomedicine,2009,16(10):950-959.

[96]KVALHEIM O M,CHAN H,BENZIE I F F,et al. Chromatographic profiling and multivariate analysis for screening and quantifying the contributions from individual components to the bioactive signature in natural products[J]. Chemometrics and Intelligent Laboratory Systems, 2011,107(1):98-105.

[97]CHANG Y,DING X,QI J,et al. The antioxidant-activity-integrated fingerprint:an advantageous tool for the evaluation of quality of herbal medicines[J]. Journal of Chromatography A, 2008,1208(1):76-82.

[98]SHI S,ZHAO Y,ZHOU H,et al. Identification of antioxidants from < i > Taraxacum mongolicum</i> by high-performance liquid chromatography-diodearray detection-radical-scavenging detection - electrospray ionization mass spectrometry and nuclear magnetic resonance experiments[J]. Journal of Chromatography A,2008,1209(1):145-152.

[99]SUN L Q,DING X P,QI J,et al. Antioxidant anthocyanins screening through spectrum-effect relationships and DPPH-HPLC-DAD analysis on nine cultivars of introduced rabbiteye blueberry in China[J]. Food Chemistry,2011,191(2):1403-1412.

[100]CHEN Y,WU C M,DAI R J,et al. Combination of HPLC chromatogram and hypoglycemic effect identifies isoflavones as the principal active fraction of <i> Belamcanda chinensis</i> leaf extract in diabetes treatment[J]. Journal of Chromatography B,2011,879(5):371-378.

[101]DASZYKOWSKI M,VANDER HEYDEN Y,WALCZAK B. Robust partial least squares model for prediction of green tea antioxidant capacity from chromatograms[J]. Journal of Chromatography A,2007,1176(1):12-18.

[102]DING X P,QI J,CHANG Y X,et al. Quality control of flavonoids in Ginkgo biloba leaves by high-performance liquid chromatography with diode array detection and on-line radical scavenging activity detection[J]. Journal of Chromatography A,2009,1216(11):2204-2210.

[103]DING X P,WANG X T,CHEN L L,et al. Quality and antioxidant activity detection of<i> Cra-

taegus</i> leaves using on-line high-performance liquid chromatography with diode array detector coupled to chemiluminescence detection[J]. Food Chemistry,2010,120(3):929-933.

[104] FENG X,YAN D,ZHAO K J,et al. Applications of microcalorimetry in the antibacterial activity evaluation of various Rhizoma coptidis[J]. Pharmaceutical biology,2011,49(4): 348-353.

[105] HELMJA K,VAHER M,PÜSSA T,et al. Analysis of the stable free radical scavenging capability of artificial polyphenol mixtures and plant extracts by capillary electrophoresis and liquid chromatography-diode array detection-tandem mass spectrometry[J]. Journal of Chromatography A,2009,1216(12):2417-2423.

[106] HUANG B,HAN Z,CAI Z,et al. Simultaneous determination of aflatoxins B1,B2,G1,G2, M1 and M2 in peanuts and their derivative products by ultra-high-performance liquid chromatography-tandem mass spectrometry[J]. Analytica Chimica Acta,2010,662(1):62-68.

[107] KVALHEIM O M,CHAN H,BENZIE I F F,et al. Chromatographic profiling and multivariate analysis for screening and quantifying the contributions from individual components to the bioactive signature in natural products[J]. Chemometrics and Intelligent Laboratory Systems, 2011,107(1):98-105.

[108] CIEŚLA Ł. Biological Fingerprinting of Herbal Samples by Means of Liquid Chromatography [J]. Chromatography Research International,2011,2012(10):291-303.

[109] FAHEY J W,ZALCMANN A T,TALALAY P. The chemical diversity and distribution of glucosinolates and isothiocyanates among plants[J]. Phytochemistry,2001,56(1):5-51.

[110] HARLEY C B,FUTCHER A B,GREIDER C W. Telomeres shorten during aging of human fibroblasts[J]. Nature 345(6274):458-460.

[111] OHTANI N, YAMAKOSHI K, TAKASHI A, et al. The p16INK4a-RB pathway:molecular link between cellular senescence and tumor suppression[J]. J Med Invest 2004,51(3-4), 146-153.

[112] SOBENIN I A,PRYANISHNIKOV V V,KUNNOVA L M,et al. The effects of time-released garlic powder tables on multi-functional cardiovascular risk in patients with coronary artery diseases[J]. Lipids Health Dis. ,2010,9:119.

[113] VISLOCKY L M,FERNANDEZ M L. Biomedical effects of grape products[J]. Nutr Rev, 2010,68(11):656-670.

[114] UEMURA T, HIRAI S, MIZOGUCHI N, et al. Diosgenin present in fenugreek improves glucose metabolism by promoting adipocyte differentiation and inhibiting inflammation inadipose tissues[J].Mol Nutr Food Res,2010,54(11):1596-1608.

[115] HIRAI S,UEMURA T,MIZOGUCHI N,et al. Diosgenin attenuates inflammatory changes in

the interaction between adipocytes and macrophages[J]. Mol Nutr FoodRes,2010,54(6):797-804.

[116]YUE LEI,CHEN LING,KOU JUNPING,et al. Recent advances of diosgenin in its pharmacologic activities and mech-anism[J]. Chin J Clin Pharmacol Ther,2010(2):233-237.

[117]HUANG C H,LIU D Z,JAN T R. Diosgenin,a plant-derived sapogenin,enhances regulatory T-cellimmunity in theintestine of mice with food allergy[J]. J Nat Prod,2010,73(6):1033-1037.

[118]WANG JING,LIU CHUNMING,BAI HELONG et al. The Antioxidative Activity Evaluations of the Saponins in Traditional Chinese Medicine[J]. LISHIZHEN MEDICINE AND MATERIAMEDICA RESEARCH,2010,21(6):1485-1487.

[119]HALLIWELL B,GUTTERIDGE J M C. Free radicals in biology and medicine[M]. NY:Oxford University Press. -1999. -968 p,2011.

[120]RICE-EVANS C,BURDON R. Free radical-lipid interactions and their pathological consequences[J]. Progress in lipid research,1993,32(1):71-110.

[121]SUN Y. Free radicals,antioxidant enzymes,and carcinogenesis[J]. Free Radical Biology and Medicine,1990,8(6):583-599.

[122]MULLARKEY C J,EDELSTEIN D,BROWNLEE M. Free radical generation by early glycation products:a mechanism for accelerated atherogenesis in diabetes[J]. Biochemical and biophysical research communications,1990,173(3):932-939.

[123]VALKO M,LEIBFRITZ D,MONCOL J,et al. Free radicals and antioxidants in normal physiological functions and human disease[J]. The international journal of biochemistry & cell biology,2007,39(1):44-84.

[124]PENG X,XIONG Y L,KONG B. Antioxidant activity of peptide fractions from whey protein hydrolysates as measured by electron spin resonance[J]. Food Chemistry,2009,113(1):196-201.

[125]SAHOO N,MANCHIKANTI P,DEY S. Herbal drugs:Standards and regulation[J]. Fitoterapia,2010,81(6):462-471.

[126]张固,康廷国,尹海波. 中药穿龙薯蓣化学成分与药理作用的研究进展[J]. 现代中药研究与实践,2010,24(6):87-90.

[127]李克明,董莹,张永文,等. RP-HPLC 法测定穿山龙中薯蓣皂苷的含量[J]. 药物分析杂志,2004,24(6):640-641.

[128]祁伟,何键,及元乔,等. HPLC-ELSD 法测定两种薯蓣属植物中薯蓣皂苷的含量[J].天然产物研究与开发,2007,19:84-86.

[129]刘中博,王铁杰,卢忠强,等. HPLC 法同时测定穿龙薯蓣中薯蓣皂苷和原薯蓣皂苷

［J］．中草药，2008，39（5）：774-776.

［130］LIU CHUN-ZHAO，ZHOU HUA-YING，YAN QIONG. Fingerprint analysis of Dioscorea nip-ponica by high-performance liquid chromatography with evaporative light scattering detection ［J］．Analytica Chimica Acta，2006，585（1）：61-68.

［131］张惟杰．糖复合物生化研究技术［M］．2 版．杭州：浙江大学出版社，1999.

［132］程宝鸾．动物细胞培养技术［M］．广州：华南理工大学出版社．1999，103-131.

［133］郭志欣，梁中焕，娄丽秋，等．白术多糖的提取、纯化和活性研究［J］．安徽农业科学，2012，40（24）：12011-12013.

［134］周道洪，沈元珊，赵曼瑞．测定淋巴细胞转化和鼠白细胞介素-2 活性的新方法——MTT 比色分析法［J］．中国免疫学杂志，1986，2（1）：39-44.

［135］刘民，马华，李柏青．MTT 法检测小鼠淋巴细胞增殖性反应探讨［J］．中国实验动物学杂志，1999，9（3）：146-149.

［136］王思芦，汪开毓，耿毅，等．鸡枞菌多糖对小鼠 T 细胞免疫功能的影响［J］．中国兽医科学，2003，43（1）：77-83.

［137］李艾黎，马冬雪，孟祥晨，等．乳杆菌对小鼠脾脏淋巴细胞增殖的影响［J］．食品学，2010，31（15）：253-256.

［138］何叶喧．中草药牛膝、茜草纤溶酶的筛选与分离纯化［D］．保定：河北大学，2006.

［139］顾毅，时德，赵渝．肿瘤与静脉血栓形成的关系研究进展［J］．中国癌症杂志，2011，12（1）：85-88.

［140］杨波，李湘斌．HPLC 测定地奥心血康胶囊中薯蓣皂苷元的含量［J］．中国中医药杂志，2006，31（7）：605-606.

［141］秦佳梅，牛志多，张卫东，等．长白山区栽培穿龙薯蓣采收期的研究［J］．西北农林科技大学学报，2007，35（5）：167-172.

［142］杨太新，陈凯，杜艳华，等．穿龙薯蓣的研究进展与发展前景［J］．邯郸农业高等专科学校学报，2003，20（4）：14-16.

［143］李景华，王化田，张成军．穿龙薯蓣种群生命表的研究［J］．木本植物研究，2000，20（4）：444-449.

［144］肖能庚，余瑞元，袁明秀，等．生物化学实验原理和方法［M］．2 版．北京：北京大学出版社，2005：262-270.

［145］XIA GUANGQING，LIU WEI，SONG JINZHI，et al. Effective Composition Extraction and An-tioxidant Activity of Dioscorea nipponica［J］．International Journal of Agriculture & Biology，2018，20：2251-2256.

［146］孙丹．长白山红景天提取物抗氧化性、抗突变性和癌细胞生长抑制效果研究［D］．延吉：延边大学，2020.

[147]龙怡,李佳川,孟宪丽.红景天有效成分对缺氧缺糖心肌细胞损伤的保护作用研究[J].中药药理与临床,2010,26(1):24-25.

[148]陈祥塔,赖月波.运动性疲劳的产生和消除[J].中国临床康复,2006,10(48):171-174.

[149]马天祥.红景天中苷(苷元)类成分的抗辐射活性及其在Caco-2模型中的转运机制研究[D].北京:中国人民解放军军事医学科学院,2013.

[150]王强,阮晓,李荷迪,等.珍惜药用资源植物红景天研究现状问题与对策[J].自然资源学报,2007,22(6):880-889.

[151]龙怡,李佳川,孟宪丽.红景天有效成分对缺氧缺糖心肌细胞损伤的保护作用研究[J].中药药理与临床,2010,26(1):24-25.

[152]王昊,季宇彬,汲晨锋.红景天苷对运动疲劳大鼠神经递质影响研究[P].哈尔滨商业大学学报(自然科学版),2011,27(1):1-4.

[153]顾艳丽,王东凯,陈修毅,等.红景天研究进展[J].天津中医药,2007,24(1):560-561.

[154]JIN H,PEI L,SHU X,et al. Therapeutic Intervention of Learning and Memory Decays by Salidroside Stimu Lation of Neurogenesis in Aging[J]. Mol Neurobiol,2016,53(2):851-866.

[155]帕提曼,肖开提,刘阳,等.新疆蔷薇红景天总黄酮抗炎作用及急性毒性研究[J].食品安全质量检测学报,2019,10(9):2590-2595.

[156]HAN J,XIAO Q,LIN YH,et al. Neuroprotective effects of salidroside on focal cerebral ischemia/reperfusion injury involve the nuclear erythroid 2-related factor 2 pathway[J]. Neural Regen Res,2015,10(12):1989-1996.

[157]中国科学院中国植物志编委会.中国植物志(34卷)[M].北京:科学出版社,1984:161.

[158]陈亚东,曹秀兰,田有长,等.高山红景天对小鼠耐缺氧、抗疲劳及耐低温作用的影响[J].中国中医药科技,2012,9(3):157-158.

[159]赵娜.大株红景天化学成分及抗氧化性研究[D].天津:天津医科大学,2016.

[160]范桂强,齐善厚,庞红霞,等.红景天提取物与红景天苷体外抗氧化作用研究[J].中国药房,2016,27(13):1797-1800.

[161]黄宏卿,曹丽华,张陆兵,等.红景天药理活性研究进展[J].中国实用医学,2006,1(1):65-67.

[162]张涵,陈海琪,赖世龙,等.红景天苷对试验性高血压大鼠血管功能的影响[J].中国中医基础医学杂志,2017,23(1):71-74.

[163]赖文芳,张小琴,洪海棉,等.红景天苷对大鼠局灶性脑缺血/再灌注损伤的神经保护作用[J].中国药理学通报,2015,(6):775-779.

[164]陈伟,马小琴,范文玺,等.红景天主要成分对小鼠免疫细胞的促增殖转化作用[J].中国现代应用药学,2016,33(1):38-42.

[165]马天翔,吴久鸿,史宁,等.红景天中苷及醇类化合物抗辐射有效活性成分体外筛选研究[J].解放军药学学报,2013,29(3):203-205.

[166]宋向军.红景天苷对链脲佐菌素所致糖尿病大鼠肝脏的保护作用[J].现代药物与临床,2015,30(5):518-522.

[167]张茗昱,张建,李雪,等.长白山红景天有效成分对 X 射线辐射防护作用的研究[J].中国医药指南,2012(20):88-90.

[168]赵岩,赵天琦,蔡恩博,等.狭叶红景天乙醇提取物的降血脂和抗氧化活性研究[J].食品安全质量检测学报,2015,6(12):5046-5052.

[169]ZHANG W,HUAI Y,MIAO Z,et al. Systems pharmacology approach to investigate the molecular mechanisms of herb Rhodiola rosea L. Radix[J]. Drug Dev Indy Pharm,2019,45(3):456-464.

[170]HAN T. Effect of salidroside pretreatment on expression of tumor necrosis factor-alpha and permeability of blood brain barrier in rat model of facal cerebral ischemia-reperfusion injury[J].Asian Pac J TropMed,2013 6(2):156-158.

[171]王毓洁.藏药红景天及其复方抗缺氧有效成分研究[D].成都:成都中医药大学,2006.

[172]惠锦.二十八烷醇抗缺氧效应的初步研究[D].重庆:第三军医大学,2007.

[173]王丹梅.复方红景天缓解体力疲劳分散片的研究[D].长春:吉林大学,2009.

[174]谷琳娜.复方中药功能制剂对小鼠抗疲劳及耐缺氧作用的综合研究[D].长春:吉林大学,2007.

[175]张燕.红景天苷对缺氧心肌细胞能量代谢的影响[D].石家庄:河北医科大学,2011.

[176]翟仰魁.红景天苷对体外高糖缺氧环境下大鼠心肌微血管内皮细胞 Flk-1/Akt/eNOS 信号通路等影响的研究[D].北京:北京协和医学院,2013.

[177]毛根祥.红景天苷干预细胞衰老的分子机制及其防治骨质疏松活性的研究[D].北京:北京协和医学院,2010.

[178]邵岩.红景天软胶囊的研究[D].长春:吉林大学,2012.

[179]冯丽莉,王湘,张东星,等.中药红景天在保健食品中的应用[C].第七届全国中西医结合营养学术会议,2016.

[180]陈宇.口服液型保健食品生产关键控制点的选择[J].江苏农业科学,2006,6:383-385.

[181]任卫合,罗龙龙,等.红景天抗缺氧损伤作用的研究进展[J].中成药,2022(44):2911-2916.

[182]李剑,李清宇,樊超,等.红景天苷对缺氧缺血性脑损伤大鼠海马神经元自噬的影响[J].神经解剖学杂志,2019,35(4):430-454.

[183]马四补,龙立慧,田兴中,等.红景天破壁饮片与传统饮片对缺血缺氧心肌 H9c2 细胞及 Bcl2、Bax mRNA 蛋白表达的影响比较[J].中药材,2019,42(2):302-306.

[184]任卫合.红景天提取物提高小鼠高海拔缺氧耐受力机制的研究[D].兰州:西北民族大学,2022.

[185]夏广清,薛长松,刘欢,等.红景天咀嚼片制备工艺研究[J].通化师范学院学报,2017,38(8):19-21.

[186]张红梅,赵啸虎,何炜华,等.高山红景天咀嚼片的制备工艺及质量标准[J].食品科学,2009,30(18):432-435.

[187]张宏康,吕雪冬,黄建显,等.红景天泡腾片的制备[J].食品科学,2016,41(2):126-130.

[188]顾观光,杨鹏举.神农本草经[M].北京:学苑出版社,2002:200.

[189]季锡中,方志军,徐志愿.中药鹿角活性成分的探寻[J].中成药,2009,31(4):640-641.

[190]张郑瑶,尚禹东,牟凤辉,等.鹿茸多肽及其生长因子制备工艺的研究进展[J].特产研究,2011(3):69-72.

[191]于丽娜,李峰,张振秋.响应面法优化超声提取梅花鹿鹿茸多肽工艺[J].辽宁中医药大学学报,2017,19(4):37-39.

[192]杨丛珊,张立钢,赵玉红.双酶法制备具有促皮肤成纤维细胞活性的马鹿茸胶原蛋白肽[J].现代食品科技,2018,34(1):119-126.

[193]赵向上,赵文静,旺建伟.鹿角的药理作用及临床应用研究进展[J].中医药信息,2008,25(2):23-25.

[194]高智慧.鹿角多肽的分离纯化及成骨活性研究[M].济南:山东中医药大学,2014.

[195]王平,张全敏,李刚.鹿角多肽对骨髓间充质细胞的影响[J].中医药杂志,2018(33):5644-5646.

[196]翟燕娟.麋鹿角水溶性蛋白质部位及其活性评价研究[D].镇江:江苏大学,2016.

[197]李娜,曲晓波,林哲,等.鹿角多肽对 H_2O_2 诱导 MG63 氧化损伤的保护作用[J].中国老年学杂志,2014(34):2783-2785.

[198]牛放,赵雨,徐云凤,等.鹿角脱盘胶原蛋白对去卵巢所致骨质疏松大鼠的治疗作用[J].中国现代应用药学,2012,29(2):93-97.

[199]王丽虹,高志光.鹿花盘水溶性成分的药理活性与临床应用[J].经济动物学报,1999,3(3):18-22.

[200]胡薇,田玉华,孟星宇,等.梅花鹿角脱盘多肽的分离纯化及对乳腺癌细胞端粒酶活性的影响[J].上海中医药杂志,2014(1):7-10.

[201]田玉华.梅花鹿角脱盘蛋白多肽的分离纯化及活性研究[D].长春:吉林农业大学,2011.

[202]高健.马鹿角多肽制备及生物活性研究[D].沈阳:辽宁大学,2012.

[203]陈玉山,王振玉,王本祥.鹿花盘注射液治疗乳腺增生的药理实验研究[J].生化药物杂志,1987(2):12-15.

[204]张宝香,金春爱,赵延平.鹿角盘的化学成分与开发利用[J].特种经济动物植物,2005(12):7.

[205]何刚,何玲利,葛德培.鹿角多肽对雄鼠黄体生成素睾酮及雌鼠催乳素分泌的影响[J].中成药,2005(27):5-6.

[206]JIN-SHUI WANG,MOU-MING ZHAO,QIANG-ZHONG ZHAO,et al. Antioxidant properties of papainhydrolysates of wheat gluten in different oxidation systems[J]. Food Chemistry,2007,101(4):1658-1663.

[207]PARRADO J,MIRAMONTES E,Jover M,et al. Preparation of a rice bran enzymatic extract winth potential use as functional food[J]. Food Chemistry,2006,98(4):742-748.

[208]高健.马路角多肽制备及生物活性研究[D].沈阳:辽宁大学,2012.

[209]史小青,刘金哲,姚艳飞,等.梅花鹿鹿花盘对小鼠抗疲劳作用的研究[J].吉林农业大学学报,2011,33(4):408-410.

[210]夏广清,郭鑫,刘伟,臧皓.鹿角多肽研究进展[J].通化师范学院学报,2021(4):19-21.

[211]唐智佳,胡薇.梅花鹿鹿角盘小肽的提取及体外抑菌活性研究[J].黑龙江畜牧兽医,2018(7):17-19.

[212]黄金凤,王维,王莘.鹿茸及鹿花盘蛋白提取物的抑菌比较[J].吉林农业,2010(9):43-44.

[213]肖宇奇.梅花鹿角盘粉体外抑菌试验初报[J].西部中医药,2012,25(2):18-19.

[214]黄凤杰,吉静娴,钱璟,等.鹿角脱盘多肽的分离纯化及其降糖活性的研究[J].药物生物技术,2010,17(2):151-156.

[215]邱芳萍,马波,王志兵,等.鹿角盘蛋白的分离纯化与活性研究[J].长春工业大学学报(自然科学版),2007,28(3):144-147.

[216]刘少华.鹿角盘胶原蛋白的提取及血管紧张素转化酶(ACE)抑制肽活性研究[D].长春:吉林农业大学,2015.

[217]国家药典委员会.中华人民共和国药典[M].北京:中国医药科技出版社,2015:321.

[218]张郑瑶,尚禹东,牟凤辉,等.鹿茸多肽及其生长因子制备工艺的研究进展[J].特产研究,2011,33(3):69-73.

[219]GIOVANNI M. PALLETTI,SANJEEV GANGWAR,TERUNA J. SIAHAAN,et al. Improvement of oral peptide bioavailability:Peptidomimetic sandpro drug strategies[J]. Advanced Drug De-

livery Reviews,1997,27(2-3):235-256.

[220]蒋智然. 胶原肽的制备及其促进成骨细胞增殖分化活性研究[D]. 南宁:广西大学,2014.

[221]杨正坤,王秀丽,等. 考马斯亮蓝法测定大豆茎叶中蛋白质含量[J]. 湖北农业科学, 2012(20):10-13.

[222]裴世春,朱俊义,夏广清,等. 刺拐棒天然成分的抗氧化活性[J]. 食品工业,2019,40 (3):172-175.

[223]侯潇,高建,李春雨,等. 马鹿角蛋白酶解物的抗氧化、抗疲劳和免疫活性[J]. 食品科学,2013(9):182-185.

[224]胡薇,田玉华,孟星宇,等. 梅花鹿角脱盘多肽的分离纯化及对乳腺癌细胞端粒酶活性的影响[J]. 上海中医药杂志,2014(1):10-13.

[225]国家药典委员会. 中华人民共和国药典[M]. 北京:中国医药科技出版社,2020.

[226]蒲昭和. 鹿角的主要药用功效[N]. 中国中医药报,2018-04-16(5).

[227]刘春红,汤燚聪,高瑜培,等. 鹿茸乙醇提取物对秀丽隐杆线虫抗衰老的作用[J/OL]. 食品工业科技:1-8[2021-05-11].

[228] ZHU F . Buckwheat proteins and peptides:Biological functions and food applications [J]. Trends in Food Science & Technology,2021,110:155-167.

[229] HR A,JL A,LW B,et al. Sika deer antler protein against acetaminophen - induced nephrotoxicity by activating Nrf2 and inhibition FoxO1 via PI3K/Akt signaling [J]. International Journal of Biological Macromolecules,2019,141:961-987.

[230]ZHENG J X,BU T T,LIU L,et al. Naturally occurring low molecular peptides identified in egg white show antioxidant activity [J]. Food Research International, 2020, 138 part B:109766.

[231]EGHTEDARI M,PORZANI S J,NOWRUZI B. Anticancer potential of natural peptides from terrestrial and marine environments:A review[J]. Phytochemistry Letters,2021,42:87-103.

[232]WANG J Y,GUO M T,WANG Q L,et al. Antioxidant activities of peptides derived from mutton ham,Xuanwei ham and Jinhua ham[J]. Food Research International,2021,142:110195.

[233]胡太超,陶荣珊,李庆杰,等. 鹿血多肽的制备工艺及抗氧化能力研究[J]. 食品工业科技,2014,35(17):107-110.

[234]揣欣欣,郭冰洁,刘露露,等. 响应面法优化鹿骨多肽酶解工艺及其体外抗氧化活性 [J/OL]. 食品工业科技:1-13[2021-05-11].

[235]周建湘. 桑蚕蛹酶解多肽活性研究[J]. 现代食品,2019(14):178-180.

[236]刘小芳,颜征,冷凯良,等. 南极磷虾多肽的组成及其抗氧化与 ACE 抑制活性[J]. 食品研究与开发,2020,41(23):7-13.

[237]马文领,秦铁军,孙永华.生物活性肽功能分类及研究进展[J].中华损伤与修复杂志,2019,14(2):149-152.

[238]张金杨,胡晓,李来好,等.罗非鱼酶解物矿物离子结合能力及其结合物抗氧化活性[J].食品与发酵工业,2018,44(5):76-81.

[239]陈彩霞,苏秀兰,韩瑞兰.生物活性肽调节免疫功能的研究现状[J].现代预防医学,2016,43(15):2798-2801.

[240]AHN C B,CHO Y S,JE J Y. Purification and anti-inflammatory action of tripeptide from salmon pectoral fin byproduct protein hydrolysate[J]. Food Chemistry,2015,168(10):151-156.

[241]康丽花,欧阳晓晖,苏秀兰.生物活性肽的抗癌作用及其作用机制研究进展[J].内蒙古医科大学学报,2015(4):383-387.

[242]张梦莹,赵玉娟,李倩竹,等.梅花鹿茸可溶性蛋白提取工艺及免疫活性[J].东北林业大学学报,2014(9):158-160.

[243]张昊,刘源,刘东青,等.赤松茸蛋白酶解工艺优化及山楂复合饮料的研制[J].饮料工业,2020,23(4):43-49.

[244]张全才,田文妮,罗志锋,等.山楂多糖提取工艺优化及其抗氧化活性研究[J/OL].中国食物与营养:1-6[2021-05-11].

[245]艾拉旦·麦麦提艾力,杨婷,袁洁,等.管花肉苁蓉药渣中多糖提取工艺及体外抗氧化活性研究[J].化学与生物工程,2020,37(2):36-41.

[246]王荣,罗倩,冯怡.DPPH、ABTS和FRAP微量法测定山奈酚的抗氧化能力[J].广州化工,2021,49(3):58-59,63.

[247]臧皓,沈鹏,王恩鹏,等.酪醇酯类衍生物的合成及生物活性[J].高等学校化学学报,2018,39(1):64-70.

[248]张丹参.中药有效成分的作用机制和物质基础[J].中国药理学与毒理学杂志,2019,33(9):656-656.

[249]汪银银,彭蕴茹,方泰惠,等.麋鹿角与鹿角对于阴阳虚证模型小鼠选择性作用的实验研究[J].江苏中医药,2008,40(1):84-86.

[250]曹胜男.药材鹿角的性状鉴定及其抗骨质疏松的活性研究[D].长春:吉林农业大学,2013.

[251]包海鹰,王全凯,王晓霞.东北产4种鹿角的无机元素分析[J].经济动物学报,2000,4(2):27-29.

[252]张德昌,曹谷珍,唐兆义,等.麋鹿角与鹿角的生药学比较[J].中国中医药信息杂志,2001,8(5):36-38.

[253]张丽娜,董新亮,王利涛,等.鱼籽多肽降糖及抗氧化活性评价[J].食品科技,2019,44

（8）：235-240.

［254］徐国兵，王峥涛．鹿角对大鼠乳腺增生模型的治疗作用［J］．中国药科大学学报，
　　　　2006,37（4）：349-352.

［255］夏广清，王岩，张露云，等．鹿角蛋白提取及鹿角多肽制备和活性研究［J］．人参研究，
　　　　2021,33（3）：35-37.

［256］张倩茹，曾阳，喇晓琴．翁布中酚性化合物体外抗氧化活性的研究［J］．华西药学杂
　　　　志，2017,32（1）：34-36.

［257］聂淑琴，梁爱华，薛宝云，等．鹿角胶新老剂型壮阳、补血作用的比较研究［J］．中国中
　　　　药杂志，1996,21（10）：625-628.

［258］海燕．鹿茸及鹿角胶主要传统功效作用机理研究［D］．长春：长春中医药大学，2008.

［259］国家药典委员会．中华人民共和国药典［M］．北京：中国医药科技出版社，2010：302.

［260］顾观光，杨鹏举．神农本草经［M］．北京：学苑出版社，2002：200.

［261］石岩，范晓磊，肖新月，等．鹿角胶中4个主要氨基酸的测定研究［J］．药物分析杂志，
　　　　2012,32（5）：783-787.

［262］蒙海燕，曲晓波，李娜，等．鹿茸及鹿角胶对去卵巢大鼠骨质疏松症的影响［J］．中药
　　　　材，2009,32（2）：179-182.

［263］陈毓，李锋涛，钱大玮，等．马鹿角及梅花鹿角脱盘中无机元素分析与评价［J］．中成
　　　　药，2014,36（12）：2577-2582.

［264］WEI JIANG，YONGGUANG YIN，YAJUN ZHOU，GUIDAN HE. Isolation and characterization
　　　　of a peptidoglycan recognition protein 1 from antler base of the sika deer（Cervus nippon）［J］.
　　　　International Journal of Biological Macromolecules，2014,64：313-318.

［265］黄彬彬，赵越，徐峰，等．鹿花盘营养成分及蛋白多肽提取工艺的研究进展［J］．吉林
　　　　医药学院学报，2013,34（4）：305-308.

［266］徐丽萍，李建光，吴菲菲，等．微切变助剂互作技术与超微粉碎技术加工的鹿茸粉对小
　　　　鼠生长繁殖性能的影响［J］．东北林业大学学报，2010,38（11）：93-96.

［267］李淑芬，王峰，王玉方，等．鹿角盘的研究进展［J］．黑龙江畜牧兽医，2013（19）：
　　　　34-37.

［268］MESSION J L，BLANCHARD C，MINT-DAH F V，et al. The effects of sodium alginate and
　　　　calcium levels on pea proteins cold-set gelation［J］. Food Hydrocolloids，2013,31（2）：
　　　　446-457.

［269］TENG Z，LUO Y C，WANG Q. Carboxymethyl chitosan-soy protein complex nanoparticles for
　　　　the encapsulation and controlled release of vitamin D_3［J］. Food Chemistry，2013,141（1）：
　　　　524-532.

［270］MARQUES H M C. A review on cyclodextrin encapsulation of essential oils and volatiles［J］.

Flavour and Fragrance Journal,2010,25(5):313-326.

[271] LUCINDA - SILVA R M, SALGADO H R N, EVANGELISTA R C. Alginate - chitosan systems:in vitro controlled release of triamcinolone and in vivo gastrointestinal transit[J]. Carbohydrate Polymers,2010,81(2):260-268.

[272] YEO Y,BELLAS B,FIRESTONE W,et al. Complex coacervates for thermally sensitive controlled release of flavour compounds[J]. 2005,53(19):7518-7525.

[273] 蒋玉. 鲟鱼鳔胶原蛋白延缓皮肤自然衰老作用及分子机制研究[D]. 镇江:江苏大学,2019.

[274] 葛恩会,刘涛. 鱼鳔功效溯源及其现代研究进展[J]. 中成药,2020,42(9):2403-2406.

[275] 李娜. 鳕鱼鳔胶原蛋白和胶原肽特性及对细胞衰老进程干预作用与机制[D]. 上海:上海海洋大学,2019.

[276] 汪安利,祖晋锋,时文强,等. 白鲢鱼鳔营养成分分析与评价[J]. 食品安全质量检测报,2019,10(8):2219-2224.

[277] 郭鑫,陈美华,何旭,等. 梅花鹿角多肽的制备工艺优化及其抗氧化活性研究[J]. 通化师范学院学报,2021,32(8):1911-1915.

[278] 盛周煌,贾盟盟,朱良. 罗非鱼皮胶原蛋白多肽的体外抗氧化活性[J]. 食品科技,2018,43(11):274-278.

[279] 刘小芳,颜征,冷凯良,等. 南极磷虾多肽的组成及其抗氧化与ACE抑制活性[J]. 食品研究与开发,2020,41(23):7-13.

[280] 郭鑫,吴梦阳,郭子奕,等. 鹿尾蛋白与多肽制备工艺优化及其对TM₃细胞增殖活性研究[J]. 吉林农业大学中药材学院,2019,40(22):181-186.

[281] 金三俊,董佳琦,任红立,等. 动物蛋白质营养与免疫的研究进展[J]. 黑龙江畜牧兽医,2017(11):87-92.

[282] 赵萱,付荣,强海燕,等. 生物活性多肽研究进展[J]. 广东蚕业,2020,54(3):29-30.

[283] 董倍余,张敏娟,黄晓霞,等. 优化鲫鱼多肽提取工艺及其抗氧化能力的研究[J]. 广州化工,2020,48(23):72-75.

[284] 周鳃,叶捷娜,张林佳,等. 胰蛋白酶制备乌贼缠卵腺抗氧化活性多肽的研究[J]. 安徽农业科学,2021,49(16):183-186.

[285] 郑淳坚,郑虹君,陈容,等. 酶解制备小球藻多肽及其抗氧化与稳定性研究[J]. 中国食品添加剂,2021,32(6):1-6.

[286] 陈华,易湘茜,陈忻,等. 海洋胶原蛋白肽的制备及生物活性研究进展[J]. 中国食物与营养,2010(8):57-60.

[287] ZHAO WEN-HAO, LUO QIAN-BIN. Rreparation, identification, and activity evaluation of ten antioxidant peptides from protein hydrolysate of swim bladders of miiuy croaker

（Miichthys miiuy）［J］. Journal of Functional Foods,2018.

［288］SKOVGAARD L,JENSEN S,SIGLER L. Effect of a novel dietary supplement on skin aging in post – menopausal women［J］. European Journal of Clinical Nutrition. 2006,60（10）: 1201-1206.

［289］FISHER J,KANG S,VARANI J,et al. Mechanisms of photoaging and chronologicalskin aging ［J］.Archives of Dermatology. 2002,138（11）:1462-1470.

［290］陈华,易湘茜,陈忻. 海洋胶原蛋白肽的制备及生物活性研究进展［J］.中国食物与营养,2010(8):57-60.

［291］詹永献. 草鱼鱼鳔胶原蛋白理化性质及结构特点的研究［D］. 洛阳:河南科技大学,2012.

［292］张宝. 草鱼鱼鳔胶原的制备及应用研究［D］. 武汉:武汉工业学院,2010.

［293］常虹. 立鱼鱼鳔抗氧化酶解液的制备研究［D］. 海口:海南大学,2012.

［294］陈梅珍. 鲵鱼鳔胶原蛋白的提取及其对小鼠学习记忆的影响［D］. 宁波:宁波大学,2012.

［295］王肖肖. 鲟鱼鳔明胶理化特性及抗菌应用研究［D］. 镇江:江苏大学,2020.

［296］李鑫. 鱼鳔作为新型心血管外科手术生物材料的试验研究［D］. 上海:第二军医大学,2013.

［297］李彬寒. 鱼鳔源抗钙化心血管生物材料的研究［D］. 北京:北京协和医学院,2020.